普外科常见病的诊疗

韩 飞 等主编

江西科学技术出版社

图书在版编目（CIP）数据

普外科常见病的诊疗 / 韩飞等主编 . -- 南昌：江
西科学技术出版社，2019.5 （2021.1重印）
ISBN 978-7-5390-6793-3

Ⅰ.①普… Ⅱ.①韩… Ⅲ.①外科 – 常见病 – 诊疗
Ⅳ.①R6

中国版本图书馆CIP数据核字(2019)第079061号

国际互联网（Intemet）地址：
http://www.jxkjcbs.com
选题序号：ZK2019019
图书代码：B19044–102

普外科常见病的诊疗   韩飞   等主编

出版 发行	江西科学技术出版社
社址	南昌市蓼洲街2号附1号
	邮编：330002 电话：（0791）86623491 86639342（传真）
印刷	三河市元兴印务有限公司
经销	各地新华书店
开本	787mm×1092mm 1/16
字数	220千字
印张	10
印数	1500册
版次	2019年5月第1版 第1次印刷
	2021年1月第1版 第2次印刷
书号	ISBN 978-7-5390-6793-3
定价	48.00元

赣版权登字–03–2019–257

前　　言

　　普外科是外科学的基础，相对于外科其他学科来说，是一门比较成熟的学科。近年来随着现代影像技术、计算机技术、生物医学工程、分子生物学、微创外科及相关学科的发展，普外科也得到了日新月异的发展。有关普外科学方面的基础理论研究及临床诊治都迅速发展，新概念、新理论、新观点、新技术、新疗法不断涌现，循证医学也在不断地把最新证据推向临床。另外，护理学科领域发生了很大的变化。故组织相关专家编写了《普外科常见病的诊疗》一书。

　　本书基本包括普通外科专业的常见疾病和多发疾病，具体讲述相关疾病概述、临床表现、诊断、治疗等内容，语言简洁，内容丰富，侧重实用性和可操作性，力求详尽准确。具体包括以下内容：肝胆疾病、胃肠疾病、血管外科疾病。

　　本书的编撰人员均为普外临床专家，为了保证该书的科学性和严谨性，在编写过程中她们反复推敲，仔细斟酌，精心编撰，工作认真负责，一丝不苟，付出了大量的心血。由于时间和水平有限，书中恐有缺点和不足，在此恳请各级医疗机构临床人员提出宝贵意见，使本书不断充实和完善，以便今后进一步修订和提高。

目　　录

第一章 肝胆疾病

第一节 肝癌

一、肝癌的分类

（一）原发性肝癌

原发性肝癌是我国常见恶性肿瘤之一，近年来我国每年约33万人死于肝癌，死亡率高，我国肝癌患者占全世界肝癌患者的55%。在我国肝癌发病率仅次于肺癌，居第二位。全世界每年新患肝癌者约100万人，每年死亡60多万人。

1.原发性肝癌主要组织系类型

有肝细胞癌、胆管细胞癌、混合型（肝细胞、胆管细胞）肝癌。

（1）肝细胞癌：在肝叶的肝细胞发生的癌变，我国绝大多数肝癌是肝细胞癌。

（2）胆管细胞癌：在胆管的上皮细胞发生的癌变。

2.原发性肝癌病理形态分类

结节型、巨块型、弥漫型。较少见的有带蒂型、纤维板型。

3.原发性肝癌大小分类

微小肝癌（≤2cm），小肝癌（2～5cm），大肝癌（5～10cm），巨大肝癌≥10cm）。

（二）转移性肝癌

也称继发性肝癌。

常见于胃癌、直肠结肠癌、乳腺癌、肺癌的肝转移。

二、肝癌病因

我国肝癌的主要病因是病毒性肝炎感染，食物中的黄曲霉毒素污染及农村中饮水污染。

（一）已知的肝炎病毒

至少有A，B，C，D，E，G等类型，病毒性肝炎与肝癌关系主要为乙型与丙型肝炎即

HBV 与 HCV。肝癌患者中约有 1/3 的病人有慢性肝炎史，澳抗（HBsAg）阳性率明显高于低发区，目前发现丙型肝炎病毒感染和乙型的感染一样，与肝癌发病有密切的关系，乙型肝炎病毒和丙型肝炎病是肯定的促癌因素。

（二）合并肝硬化

肝癌患者中合并有肝硬化者有 50%～90%，乙型、丙型病毒性肝炎都有类似比率发展为肝硬化。肝硬化是一种癌前病变。

（三）黄曲霉素的代谢产物

为黄曲霉毒素 B1 有强烈的致癌作用，存在于霉变的玉米、花生等食品中，食品被黄曲霉毒素 B1 污染严重的地区，肝癌的发病率也较高。亚硝胺类、偶氮芥类、乙醇、有机氯农药等均是可疑的致癌物质。

（四）一些饮用水污染

常被多氯联苯、氯仿等污染，近年来发现池塘中生长的蓝绿藻是强烈的致癌植物，可污染水源。寄生虫病如华支睾吸虫感染可刺激胆管上皮增生，可导致原发性胆管癌。

（五）化学致癌物

一些清洁剂、化妆品、有机氯杀虫剂、多氯联苯等肝毒性致癌物。

（六）辐射和二氧化钍

放射 α、β 射线有致癌性，使用胶质二氧化钍作血管造影剂后观察在 10 年左右可致肝癌。

有下列因素者患肝癌的概率大：
(1) 慢性肝炎病史 5 年以上。
(2) 家族中已有确诊肝癌患者。
(3) 长期酗酒者。
(4) 长期食用腌腊、烟熏、霉变等食品者。
(5) 长期工作压力过大、工作负荷过重或长期精神压抑者。

20 世纪 70 年代我国结合国情提出"改水、防霉、防肝炎"的肝癌一级预防方针，至今仍然有益，而在世界范围内，预防肝癌的主要措施为乙型肝炎疫苗接种，此外避免上述导致肝癌的因素。

三、肝癌症状体征

起病常隐匿，在肝病体检和普通查体中应用 AFP 及 B 超检查偶然发现肝癌。小肝癌病人既无症状，体格检查亦缺乏肿瘤本身的体征，此期称之为亚临床期。肝癌一旦出现症状就诊者其病程大多已进入中晚期。肝癌的症状有肝痛、乏力、食欲缺乏、消瘦等。

（一）早期症状

肝癌从第一个癌细胞形成发展到有自觉症状，大约需要2年时间，在此期间，病人可无任何症状或体征，少数病人会出现食欲缺乏，上腹闷胀、乏力等，有些病人可能轻度肝肿大。

（二）中、晚期症状

肝癌的典型症状和体征一般出现在中、晚期，主要有肝痛、乏力、消瘦、黄疸、腹水等。

1.肝区疼痛

最常见的是间歇持续性钝痛或胀痛，由癌迅速生长使肝包膜绷紧和肿瘤侵犯膈肌所致疼痛，可放射至右肩或右背；向右后生长的肿瘤可致右腰疼痛；突然发生剧烈腹痛和腹膜刺激征提示癌结节包膜下出血或向腹腔破溃。

2.消化道症状

食欲缺乏，消化不良，恶心呕吐和腹泻等因缺乏特异性而易被忽视。

3.乏力，消瘦，全身衰弱

晚期少数病人可呈恶病质状。

4.发热

一般为低热，偶达39℃或以上，呈持续发热或午后低热或弛张型高热。发热与癌肿坏死产物吸收有关。癌肿压迫或侵犯胆管可并发胆道感染。

5.肝增大

中、晚期肝癌的典型体征。肝增大，多有结节或凹凸不平，肝质较硬。

6.转移灶症状

肿瘤转移之处有相应症状，有时为发现肝癌的首发症状。如转移至肺可引起咳嗽、咯血；胸膜转移可引起胸痛和血性胸腔积液；癌栓栓塞肺动脉可引起肺梗死，可突然发生严重呼吸困难和胸痛；癌栓阻塞下腔静脉可出现下肢严重水肿，甚至血压下降；阻塞肝静脉可出现Budd-Chiari综合征，亦可出现下肢水肿；转移至骨可引起局部疼痛或病理性骨折；转移到脊柱或压迫脊髓神经可引起局部疼痛和截瘫等；颅内转移可出现相应的定位症状和体征，如颅内高压可导致脑疝而突然死亡。

7.其他全身症状

癌肿本身代谢异常或癌组织对机体产生的各种影响引起的内分泌或代谢方面的症候群称之为伴癌综合征，有时可先有肝癌本身的症状。常见的有以下几种。

（1）发性低血糖症：10%～30%患者可出现因肝细胞能异位分泌胰岛素或胰岛素样物质，或肿瘤抑制胰岛素酶，或分泌一种胰岛B细胞刺激因子，或糖原储存过多；亦可因肝癌组织过多消耗葡萄糖所致此症。严重者可致昏迷休克导致死亡，正确判断和及时处理可挽救病人生命。

（2）红细胞增多症：10%患者可发生可能系循环中红细胞生成素增加引起的相关症状。

（3）其他：罕见的尚有高脂血症、高钙血症类癌综合征、性早期和促性腺激素分泌综合征、皮肤卟啉症和异常纤维蛋白原血症等，肝癌组织的异常蛋白合成异位内分泌及卟啉代谢紊乱有关。

（4）伴癌综合征：由于肿瘤本身代谢异常，进而影响机体而致内分泌或代谢异常方面的症候群，称之为伴癌综合征。以低血糖症、红细胞增多症较常见，其他还有少见的高血脂、高血钙、促性腺激素分泌综合征、类癌综合征等。

（5）黄疸：黄疸是部分中晚期肝癌的体征，占5%～44%弥漫性肝癌、胆管细胞癌、巨大肝癌致肝胆管受压或侵犯胆管致胆管阻塞，引起阻塞性黄疸。

肝细胞癌侵犯胆管可能有以下途径：肿瘤直接浸润进入肝内胆管；癌细胞侵入静脉或淋巴管，逆行侵入肝管；肿瘤细胞沿神经末梢的间隙侵入肝管。肿瘤细胞进入肝内胆管后，继续生长阻塞胆总管或是脱落的肿块进入肝外胆管造成填塞。当肿瘤阻塞一侧肝出现黄疸时，可伴有皮肤瘙痒、大便间歇呈陶土色、食欲缺乏，少数患者可表现为右上腹绞痛、畏寒、发热、黄疸，极个别人出现重症胆管炎的症状。肝癌患者伴发阻塞性黄疸临床并不少见，但其临床表现并无特殊之处，因此临床上误诊率较高，可高达75%。慢性肝病患者出现阻塞性黄疸时，要想到肝癌的可能性。部分患者的黄疸也可因肝功损害所致，此种黄疸经保肝治后，黄疸可得到部分缓解，而癌肿所致的黄疸，保肝治疗消退黄疸无效。

四、肝癌的诊断

（一）病理诊断

1.肝组织学检查
证实为原发性肝癌者。
2.肝外组织的组织学检查
证实为肝细胞癌。
根据病理分化恶性程度及侵犯能力由低到高分为Ⅰ、Ⅱ、Ⅲ、Ⅳ级，肝细胞癌病理分级纤维镜下表现。

（二）临床诊断

（1）如无其他肝癌证据，AFP对流法阳性或放免法AFP＞400mg/mL持续4周以上，并能排除妊娠、活动性肝病、生殖腺胚胎源性肿瘤及转移性肝癌者。同时影像学检查证实肝有占位性病变。

（2）影像学检查有明确肝内实质性占位病变能排除肝血管瘤和转移性肝癌并具有下列条件之一者：

①AFP＞20mg/mL。

②典型的原发性肝癌影像学表现。

③无黄疸而AKP或 γ-GT明显增高。

④远处有明确的转移性病灶或有血性腹水或在腹水中找到癌细胞。

⑤明确的乙型肝炎标志物阳性的肝硬化。

（3）临床TMN分期（U1CC）。

T：原发肿瘤

T_1：单个结节，≤2cm，无血管侵犯。

T_2：单个结节，≤2cm，侵犯血管；或多个，局限一叶，≤2cm，未血管侵犯；或单个，＞2cm，未侵犯血管。

T_3：单个结节，＞2cm，侵犯血管；或多个，局限一叶，≤2cm，血管侵犯；或多个，一叶内，＞2cm，伴或不伴血管侵犯。

T_4：多个，超出一叶；或侵犯肝门静脉主要分支或肝静脉；或穿破内脏腹膜。

N：区域淋巴结

N_0：区域淋巴结无转移。

N_1：区域淋巴结有转移。

M：远处转移

M_0：无远处转移。

M_1：有远处转移。

（4）临床分期

Ⅰ期：$T_1N_0M_0$。

Ⅱ期：$T_2N_0M_0$。

Ⅲ期：$Ⅲ_aT_3N_0M_0$

$Ⅲ_b$：$T_{1\sim3}N_1M_0$

Ⅳ期：$Ⅳ_AT_4$任何NM_0

$Ⅳ_B$：任何T任何NM_1

1999年我们在大连和成都召开的中国抗癌协会肝癌专业委员会会议上，许多专家考虑临床影响因素和预后，提出肝癌临床分期的建议。

这一分期方案中除了如UICC方案中的T、N、M外加入了肝门静脉、肝静脉、下腔静脉、胆管的癌栓与肝功能的因素，是因为肝门静脉、肝静脉、下腔静脉及胆管的癌栓与肝癌的预后关系密切。

我国临床医生另外的一套简易肝癌临床分期标准。

Ⅰ期：无明显症状和体征，又称亚临床期。

Ⅱ期：出现临床症状或体征但无Ⅲ表现者。

Ⅲ期：有明显恶病质、黄疸、腹水或远处转移之一者。

五、小肝癌的治疗选择

小肝癌的治疗仍以手术为首选，如肝功能代偿，应力争切除，不能切除者可做局部治疗（如术中无水乙醇瘤内注射、冷冻治疗、微波治疗、激光气化等）；但肝功能失代偿者，或肿瘤数目略多者则超声导引瘤内无水乙醇注射（PEI）为首选，少数可试经导管肝动脉化疗栓塞（TACE）、TACE对小肝癌的疗效较差，但伴肝门静脉患支癌栓者，TACE仍可一试；近年国外主张肝移植治疗小肝癌，对肝功能失代偿着的肝癌治疗地位得到重视。

小肝癌以局部切除为主，局部切除不仅提高了切除率，降低了手术死亡率，且提高了生存率，局部切除的10年生存率为51.5%（n=313），而肝叶切除者则仅为39.6%（n=94）。肝门区小肝癌手术切除较难，近年由于经验的积累，切除率已明显提高，通常阻断第一肝门多可完成；位于肝第Ⅵ段者，尤其紧靠下腔静脉者，有时需在肝上和肝下的下腔静脉处放置纱带以备控制出血。目前局部切除比例和肝第ⅤB段切除的增多，小肝癌的切除率已由20世纪70年代的75.0%提高到20世纪80年代的93.3%。赖仁纯等在肝癌微波消融术中异丙酚−芬太尼全凭静脉麻醉应用。冷冻治疗、射频消融、微波消融等都是小肝癌可选择的治疗方法。

对手术中不能切除的小肝癌也可用冷冻治疗，一组30例小肝癌冷冻治疗的5年生存率达50.8%，但关键是冰球要覆盖肿瘤全部，通常可冻融2次。近年插入冻头，可做深部小肝癌的冷冻治疗。

（一）射频消融（RFA）

对小肝癌的疗效较好。是电极针穿刺肿瘤以高频率射频波，激发组织细胞进行等离子震荡，局部产生热量致肿瘤坏死。射频消融与其他介入治疗结合，增加了临床治疗效果。射频消融在单孔免气腹腹腔镜手术辅助下应用治疗肝癌是另一种微创手术方式。

（二）经肝动脉栓塞（TAE）

对小肝癌的疗效较差，Kumda发现≤2cm小肝癌经TAE治疗后做手术切除，14个手术切除标本中9个有残癌。对可切除小肝癌而言，切除后的5年生存率为54.6%（n=67），而TAE组（n=20）仅17.5%。Yamasaki等亦报道，对＜3cm肝癌而言，切除与PEI的3年生存率相仿，而优于TAE组。肝动脉栓塞应顺便注入化疗药物。

六、大肝癌的治疗选择

大肝癌肝功能代偿者，单侧可力争做根治性切除；不能做根治性切除者则做缩小后切除，术中做肝动脉结扎（HAL）、插管（HAI）、冷冻等局部治疗；如术前估计无切除可能则亦可做TACE；或合并局部外放疗、放射免疫治疗、生物治疗、中药治疗等，待肿瘤缩小后再切除。肿瘤累及两侧，亦可做HAL、TACE等。有报道86例特大肝癌切除（直径＞15cm，术后1年、3年、5年生存率为58.82%、35.29%和17.64%，适合无远处转移大肝癌并有较高的手术切除技术者。

肝癌治疗中，大肝癌也可能由大变小。大肝癌研究的一个延伸通过综合疗法使不能切除大肝癌缩小变为小肝癌。不能切除的大肝癌经综合治疗后缩小变为能切除。一组不能切除肝癌经综合治疗肿瘤缩小后切除，其5年生存率达62.1%（72例）。说明肝癌综合疗法由大变小后切除，是提高生存率的一种可行方法。缩小的方法可选择：肝动脉化疗栓塞、肝动脉结扎的基础上抗体导向治疗、131I-碘油，或超分割局部外放射等。杨甲梅观察大肝癌的手术切除术后接受干扰素、胸腺素、多糖类免疫刺激药等免疫治疗组（n=776），无瘤生存期平均为23个月，而未接受免疫增强治疗的对照组（n=949）仅9.3个月（P<0.01）。但Llovet等报道非双盲的随机对照研究证实免疫疗法无生存获益。此外，术后抗肝炎病毒治疗日益受到重视。术后核苷类药物抗病毒治疗对预防肝癌术后复发已有文献报道显示出较高价值。

一般大肝癌肝功能失代偿者，少数可试TACE，多数只宜中药治疗或合并生物治疗；已有黄疸、腹水或广泛远处转移者，只宜中药、生物治疗和对症治疗等。

三维适形放射治疗与介入化疗栓塞治疗原发性肝癌的疗效比较，两组的毒性反应均为疲乏、肝肾功能损害、血白细胞下降。何晓洪等报道用三维适形放疗治疗大肝癌19例，小肝癌6例，每次5~8Gy，连续照射至总剂量30~40Gy。有效率88%，1年、2年、3年生存率分别为92%、80%、68%。郑青平等观察3DCRT组与TACE组近期有效率分别为68.8%与76.9%，差异无统计学意义（P>0.05），提示3DCRT可作为非手术治疗肝癌。

七、肝癌特殊情况的治疗选择

有肝门静脉主干癌栓者，如肿瘤小，单个，亦可试切除并摘除癌栓；如肝功能好亦可试TACE；多数只宜非手术治疗。推荐参考2009年程树群主编的《门静脉癌栓治疗》。

通常有黄疸、腹水者只宜中药、生物治疗和对症治疗。但个别肝门区肝癌压迫导致梗阻性黄疸，如无腹水，肝功能许可，情况允许者也可试HAL、HAI、TACE等，极少数可因肿瘤缩小黄疸消退而切除者。

通常有远处转移者多非手术治疗，但只有单个不大的转移灶，而肝原发灶尚有治疗可能者，仍应采取积极治疗措施。对肝原发灶用TACE治疗，兼顾远处转移癌的抑制治疗，待稳定后身体状况许可要考虑切除癌灶。

第二节　细菌性肝脓肿

细菌性肝脓肿系指由化脓性细菌引起的肝内化脓性感染，又称化脓性肝脓肿。

一、病因

细菌性肝脓肿是肝的继发性化脓性感染，由于肝同时接受肝动脉和门静脉的血液供应，并通过胆道和肠道相通，细菌可经以下途径入肝。

（一）胆道系统

胆石症、胆管炎、胆囊炎、胰腺炎或胆道恶性肿瘤、胆道蛔虫等导致急性梗阻性化脓性胆管炎时，细菌沿着胆管上行至肝，是引起细菌性肝脓肿的最主要原因。胆道感染引起的肝脓肿常为多发性。

（二）门静脉系统

腹腔内的感染性疾病，如坏疽性阑尾炎、痔核感染、化脓性盆腔炎、溃疡性结肠炎、菌痢等，可引起门静脉属支的化脓性门静脉炎，细菌随脱落的脓毒栓经门静脉进入肝内。目前这种途径的感染已经大为减少。

（三）肝动脉

体内任何部位的化脓性疾病并发生菌血症时，细菌可经肝动脉侵入肝。这种途径的感染几乎均为多发。

（四）淋巴系统及邻近脏器的直接蔓延肝毗邻感染

病灶的细菌可循淋巴系统进入肝，如化脓性胆囊炎、胃及十二指肠穿孔、膈下脓肿、肾周脓肿等；由异物（主要是鱼骨）所致的胃或十二指肠穿孔受累肝，能导致肝脓肿。

（五）肝外伤或肝手术后继发感染

开放性肝外伤时，细菌从体外直接侵入肝，引起感染而形成脓肿；闭合性肝外伤时，肝实质坏死、肝内胆汁瘤或肝内血肿容易继发细菌感染。肝手术时由于止血不彻底或引流不通畅，肝内积血积液时易继发感染形成肝脓肿。

（六）医源性感染

由于各种侵入性诊疗技术可能将病原菌带入肝形成脓肿，肝肿瘤的局部毁损治疗（如射频消融、微波、氩氦刀）或经肝动脉栓塞化疗，肿瘤坏死液化也可能并发细菌性肝脓肿。

（七）隐源性

有一部分肝脓肿患者呈隐匿发病，临床上无法找到病因。这一类患者常伴有糖尿病、尿毒症等全身性疾病。

细菌性肝脓肿60%以上为肠源革兰阴性杆菌，肺炎克雷白杆菌已经取代大肠埃希菌成为细菌性肝脓肿最常见的致病菌，常见的革兰阳性菌主要为肠球菌属、链球菌属、葡萄球菌属，以肠球菌属为主。20%的肝脓肿是混合性感染，25%～45%患者可检出厌氧菌。

二、临床表现与鉴别诊断

（一）临床表现

本病无典型的临床表现，急性期常被原发疾病的症状所掩盖，一般起病急、全身脓毒性反应明显。

1.寒战和高热

起病较急，骤起寒战，继而高热，热型常为弛张型，体温常可高达38～40℃，最高可达41℃，伴有大量出汗。

2.肝区疼痛

右上腹持续性胀痛，后期可呈剧烈锐痛，常有右肩背部牵涉痛或放射痛。如果继发胸腔积液还可以伴有胸痛和呼吸困难。

3.乏力、食欲缺乏、恶心及呕吐

多数患者有不同程度感染中毒性症状和全身消耗，如乏力、食欲缺乏、恶心、呕吐、多汗，体重减轻等。

4.体征

右上腹部压痛、肝大并有压痛，右下胸及肝区叩击痛。如脓肿位于上方则出现肝上界抬高，或有右侧胸腔积液征，如脓肿在肝前下缘比较表浅部位时，可伴有右上腹肌紧张和局部明显触痛。巨大的肝脓肿可使右季肋呈现饱满状态，有时甚至可见局限性隆起，局部皮肤可出现凹陷性水肿。并发胆道梗阻者可出现黄疸。其他原因的肝脓肿如出现黄疸，表示病情严重，预后不良，晚期患者可出现腹水。

目前上述典型表现已不多见，常以腹痛、乏力和夜间盗汗为主要症状。

（二）辅助检查

1.实验室检查

（1）血常规：白细胞计数明显升高，总数可达（15～20）×10⁹/L或更高，中性粒细胞多在0.90以上，并可出现核左移或中毒颗粒；白细胞也可不明显增高或不增高。肺炎克雷白杆菌感染的肝脓肿患者常常发生白细胞减少和血小板降低。部分患者出现贫血。

（2）肝功能检查：碱性磷酸酶、谷氨酰转肽酶增高，转氨酶和胆红素以及清蛋白随着肝破坏程度的不同也有一定程度的改变。

（3）C-反应蛋白（CRP）检测：CRP是由肝内皮细胞合成并分泌的急性期反应蛋白，反映炎症的程度，还可作为监测治疗效果。CRP升高。

（4）血清降钙素原（PCT）检测：PCT升高，健康人血浆中PCT的含量极少（<0.1mg/mL），在细菌内毒素或各类炎性细胞因子的刺激下，患者血浆中PCT可异常升高，2小时即可检测到、6小时急剧上升、8~24小时持续高水平，其水平随着感染的控制及病情的缓解逐渐降低。PCT对细菌感染的诊断具有较高的特异性和敏感性，对细菌性肝脓肿的早期诊断及治疗有一定的指导价值。

（5）细菌培养、抗生素敏感试验：取化脓病灶的脓液或血液作培养，如获得阳性结果，可根据药敏指导抗生素的使用。

2.影像学检查

（1）超声检查：其敏感性可以达到96%，是诊断肝脓肿的常规和首选方法。典型肝脓肿病程初期，超声可以发现病变呈不均匀的低至中等回声，随病情的进一步发展，脓肿区开始出现坏死、液化，呈蜂窝状结构，回声较低，液化处出现无回声区，慢性肝脓肿的脓肿壁回声较强，有时伴有钙化病灶。

（2）X线检查：缺乏特异性，可见肝阴影增大，右膈肌升高和活动受限；有时出现反应性胸膜炎、胸腔积液、右下肺不张，膈下有液气面。左肝脓肿，X线钡餐检查有时可见胃小弯受压、推移现象。

（3）CT：敏感性可达到98%。CT平扫表现为肝内低密度灶，CT值介于水与肝组织之间，脓肿壁密度低于肝组织、高于脓腔，脓肿壁周围可有环状水肿带，边界不清。增强90%肝脓肿壁明显强化，脓腔及周围水肿带无强化，呈不同密度的环形强化带，即"环靶征"；部分肝脓肿可以见到脓腔内气泡影或气液平面。动脉期脓肿周围肝可出现一过性强化。脓肿液化坏死不彻底时，CT平扫表现为肝内低密度影，密度不均，可见分隔；增强扫描表现为花瓣征（脓肿边缘和分隔强化，类似花瓣样改变）和簇形征（病灶内部的多个小环状强化，相互靠近堆积成簇或类似蜂窝）。CT检查可以发现并存的胆道疾病。

（4）MRI：敏感性则不如CT和超声，但是可以作为辅助分析的一种方法。脓腔在T_1WI上呈类圆形或分叶状低信号区，T_2WI呈不均匀高信号，扩散加权成像DWI呈明显高信号；脓肿壁呈等或者稍高信号，即"环靶征"。增强扫描在动脉期脓肿壁出现轻度强化，脓肿周围肝实质可见明显片样强化，肝腔不强化，呈"晕环样"，门静脉期及延迟期，脓肿周围肝实质异常强化消失，脓肿壁仍有持续强化。

（三）诊断与鉴别诊断

1.诊断

根据病史、临床表现以及超声和X线检查，即可诊断本病。必要时可在肝区压痛最剧烈处或超声引导下行诊断性穿刺，抽出脓液即可证实本病。

2.鉴别诊断

（1）阿米巴性肝脓肿：细菌性肝脓肿与阿米巴性肝脓肿在临床症状和体征上有许多相似，主要鉴别见表1-1。

表1-1　细菌性肝脓肿与阿米巴性肝脓肿的鉴别

	细菌性肝脓肿	阿米巴性肝脓肿
病史	继发于胆道感染或其他化脓性	继发于阿米巴痢疾后疾病
症状	起病急骤严重，全身中毒症状明显，有寒战、高热	起病较缓慢，病程较长，可有高热或不规则
血液化验	白细胞计数及中性粒细胞可明显增加。血液细菌培养可阳性	白细胞计数可增加，如无继发细菌感染，血液细菌培养阴性。血清学阿米巴抗体检测阳性
粪便检查	无特殊表现	部分患者可找到阿米巴滋养体或包囊
脓液	多为黄白色脓液，涂片和培养可发现细菌	大多为棕褐色脓液，无臭味，镜检有时可找到阿米巴滋养体。若无混合感染，涂片和培养无细菌
诊断性治疗	抗阿米巴治疗无效	抗阿米巴治疗有好转
脓肿	较小，常为多发性	较大，多为单发，多见于肝右叶

（2）肝囊肿合并感染：多数患者在未合并感染前已经诊断肝囊肿。对于不知原先有肝囊肿的，需结合病史、体检、影像学检查鉴别。

（3）胆囊炎、胆石症：患者有典型的右上腹痛反复发作病史，疼痛向右肩部或肩胛部放射，右上腹肌紧张、可触及增大的胆囊或胆囊区压痛明显，X线检查无膈肌抬高、运动正常。超声检查有助于鉴别。

（4）膈下脓肿：常有腹膜炎或腹部手术史，全身感染症状和局部体征轻于细菌性肝脓肿，相当一部分患者以胸痛为主要表现，在深吸气时加重。超声检查发现膈下有液性暗区。肝脓肿穿破合并膈下感染者，鉴别诊断比较困难，CT检查对鉴别诊断有重要价值。

（5）原发性肝癌：巨块型肝癌中心区坏死液化继发感染时、伴癌性高热的肝癌容易误诊为肝脓肿，但肝癌患者多有肝炎及肝硬化背景、甲胎蛋白升高，影像检查有助于鉴别。增强CT或MRI扫描，原发性肝癌呈"快进快出"强化特点，而肝脓肿呈缓慢渐进性强化，延迟扫描病灶缩小。MRI扫描的DWI可作为辅助诊断的手段，原发性肝癌边缘扩散受限，表观扩散系数（ADC）值常低于周围肝实质，而脓肿由于炎性反应，扩散通常不受限，ADC值较高。必要时可行肝穿刺活检。

（6）肝转移癌：肝转移癌患者有明确的原发肿瘤病史，临床无发热等感染症状，MRI上 T_2WI 图像信号不及脓肿高，呈稍高信号，转移癌病灶内坏死伴囊性变时，坏死区部分不及脓液黏稠，在DWI上信号低于脓肿，其ADC值较高。必要时可行肝穿刺活检。

（7）肝内胆管细胞癌：需要与蜂窝状的早期肝脓肿进行鉴别。胆管细胞癌多见于老年女性患者，病变远端多伴发肝内胆管扩张，动态增强扫描常表现为片絮状的延迟强化。必要时可行肝穿刺活检。

（8）其他病变：肝脓肿发病初期影像学特异性不明显，容易与肝局灶性结节性增生、炎性假瘤、肝结核等疾病相混淆，需要动态观察，必要时可行肝穿刺活检。

三、治疗

细菌性肝脓肿是一种继发性疾病，如能及早治疗原发病可预防本病的发生，细菌性肝脓肿一经诊断，应积极治疗。

（一）内科治疗

1.全身支持疗法

给予充分营养支持，纠正水、电解质及酸碱平衡失调，给予维生素B、维生素C、维生素K，纠正贫血、低蛋白血症，增强机体抵抗能力，必要时多次少量输血、血浆和免疫球蛋白。

2.抗生素治疗

对急性期，已形成而未局限液化的肝脓肿和多发性小脓肿宜使用大剂量有效抗生素治疗，也可以作为肝脓肿穿刺引流和手术治疗的辅助治疗。由于肝脓肿的致病菌以肺炎克雷伯菌、大肠埃希菌、金黄色葡萄球菌、厌氧性细菌为常见，在未确定病原菌以前，可根据经验选用能同时覆盖革兰阳性菌和革兰阴性菌的广谱、高效的抗菌药物，如头孢菌素、氟喹诺酮类及抗厌氧菌药物如甲硝唑、替硝唑等，如果病原菌为产超广谱β内酰胺酶的肺炎克雷白杆菌可以选择碳青霉烯类药物，然后根据细菌培养和药物过敏试验结果调整用药方案，选用敏感抗生素治疗。多发性小脓肿经全身抗生素治疗不能控制时，可考虑在肝动脉或门静脉内置管滴注抗生素。

3.原发病和伴发疾病的防治

应注意原发疾病，如胆道疾病的治疗和肺部并发症的预防，对胆源性者应利胆治疗。肝脓肿患者多伴有糖尿病，易发生中毒性休克或糖尿病酮症酸中毒等并发症，应注意予以控制；对于伴有SIRS或者MODS者，在采取穿刺引流或者手术治疗时应积极抗休克、抑制炎性反应，必要时可以采用血液滤过来清除体内炎性介质和毒素。

（二）外科治疗

1.经皮肝穿刺抽脓或置管引流术

在超声或CT引导下行穿刺操作简便、创伤小、疗效满意，并能够留取样本行细菌培养以指导进一步治疗，适用于年老体弱或者全身状态差而无法耐受手术的患者。以粗针穿刺脓腔，尽量抽尽脓液后反复注入生理盐水或无水酒精进行冲洗，直至抽出液体清亮，拔出穿刺针。穿刺抽脓后每隔一周左右进行复查，必要时可多次行穿刺抽脓。直径较大的肝脓肿可考虑置管引流，置管引流术后的第二或数日起，可用生理盐水或无水酒精冲洗脓腔，待治疗到冲洗出液体变清澈、脓腔直径<1.5cm，即可拔管。

2.切开引流

适用于：

（1）较大脓肿，估计有穿破可能。

（2）脓肿已穿破胸腔、腹腔或者胆道者。

（3）需要处理原发疾病，如胆源性肝脓肿。

（4）位于肝左外叶脓肿，穿刺易污染腹腔。

（5）穿刺引流无效的慢性厚壁肝脓肿。

（6）不能排除恶性肿瘤者。

对于脓腔较大的脓肿，可以在引流脓液、清除坏死组织后将带蒂大网膜填塞脓腔并固定于脓肿壁，可起到控制感染和消灭无效腔的作用。

常用的手术途径有以下几种。

（1）经腹腔引流术：最为常用，病灶定位明确，引流充分，可同时探查并处理原发病。进入腹腔后，明确脓肿部位，穿刺抽得脓液后，切开脓肿排出脓液，用手指分离脓腔分隔组织，以生理盐水冲洗脓腔，脓腔内安置双套管引流，引流管经腹壁戳孔引出。

（2）经前侧腹膜外引流术：位于肝右前叶和左外叶的肝脓肿，与前腹膜已发生紧密粘连，可采用前侧腹膜外入路引流脓液。方法是做右肋缘下切口或经腹直肌切口，在腹膜外间隙，用手指推开肌层直达脓肿部位，穿刺抽得脓液后处理方式同上。采用腹膜外途径引流术，具有创伤小、引流直接而不污染腹腔等优点。

（3）经后侧腹膜外引流术：适用于肝右叶膈顶部或后侧的肝脓肿，经肩胛中线第11肋床的后腹膜进路引流，具有创伤小、引流直接而不扩散感染的优点。

（4）腹腔镜下肝脓肿引流：腹腔镜下肝脓肿引流安全、可行，在手术时间、失血量、住院时间等方面优于开腹引流并且机体创伤小、切口感染发生率低、术后恢复快，也可同时处理伴发的胆道疾病。

3.肝切除术

适用于：

（1）病期长的慢性局限性的厚壁脓肿，切开引流后脓肿壁不塌陷，长期留有无效腔，伤口经久不愈者。

（2）肝脓肿切开引流后，窦道长期不愈者。

（3）合并肝内胆管结石反复感染伴有肝组织破坏、萎缩者。

（4）较大肝脓肿致使肝组织严重破坏、位置靠近边缘，脓肿有随时破溃可能者。

肝脓肿在急性炎症反应期的治疗原则主要是脓肿引流，急诊肝切除有导致炎症扩散的危险，应严格掌握手术指征。

四、围术期并发症的处理要点

（一）肝脓肿穿破

细菌性肝脓肿如得不到及时、有效地治疗，脓肿容易向邻近脏器穿破。穿破的部位可以为胸腔、肺、心包、胸腹壁、膈下、腹腔，少数可穿至小肠、结肠、胃、胆、肾、下腔静脉和纵隔等。

1.临床特点

临床特点与脓肿穿破的部位、穿破发生的缓急相关。

（1）腹腔穿破

①穿破入腹膜腔者可引起局限性腹腔脓肿或弥漫性腹膜炎，表现为急性腹痛、局限或全腹压痛、反跳痛、腹肌紧张，并有肝区压痛和叩击痛；如果腹腔脓肿局限于肝胃之间，可在上腹部触及压痛之包块，不随呼吸移动；若脓肿局限于肠间或腹腔深处，缺乏典型表现，常需穿刺或手术探查证实，术前CT检查有助于诊断。

②穿破至胃者可有呕血和呕脓，穿破至结肠者表现为突然大便次数增多、大量脓血便，但腹痛不显著，亦无里急后重。胃肠穿破后，肝缩小，肝区疼痛减轻，由于肠道气体进入肝的脓腔内，X线可见膈下或肝脓肿腔内有液气面，超声可见脓腔的气体强回声。

③穿至胆囊或胆道者，可引起胆道出血，表现为右上腹痛、呕血、黑便，伴寒战、高热、黄疸，出血量大可引起贫血、休克。

④穿至肾者可形成肾脓肿或肾周脓肿，出现腰部肿痛、尿路症状、脓尿、血尿等。

（2）膈下穿破：肝脓肿破入膈下间隙形成膈下脓肿，临床症状常被肝脓肿症状掩盖，X线出现膈下液平面有助于诊断，超声检查可发现膈下有液性暗区，CT检查可明确诊断。

（3）胸腔、肺、支管穿破：肝脓肿破入胸腔引起的脓胸常与肺脓肿并存。肺炎或肺脓肿患者可出现咳嗽、咳痰并有相应的体征和X线表现；支气管胸膜瘘表现为痰量明显增多，X线有脓气胸表现，胸腔注入美兰后痰液感染。肝脓肿支气管瘘表现为患者突然咳出大量痰液，而肺野多无异常。

（4）心包穿破：表现与心包炎相似，有心前区痛或上腹痛，疼痛向左肩胛区放射，伴胸闷气短。急性穿破者可发生致死性急性心脏压塞。

（5）其他部位穿破：胸腹壁穿破可形成胸腹壁脓肿，或进一步穿破引起单发或广泛性的皮肤溃疡，可引流大量脓液。纵隔穿破可能有前胸后背胀痛或产生压迫症状，超声或CT检查有助诊断。

2.肝脓肿穿破的处理要点

对巨大脓肿、脓肿侵袭邻近肝被膜或已出现穿破先兆者，应避免局部受压、外伤、胸腹部压力增高等诱因，积极引流排脓，防止穿破发生。肝脓肿经皮肝穿刺抽脓或置管引流术应经过正常肝组织，避免脓肿破裂、出血，脓液污染腹腔；一旦确定穿破发生，必须采取紧急措施，予以恰当处理。

（1）脓肿溃破、感染扩散合并感染性休克：一旦发生感染性休克，应积极抗休克治疗。

（2）充分引流：既要有效地引流已溃破的肝脓肿，阻断脓液来源，又要清除被穿破脏器内的脓液。

①对已有腹腔或心包穿破，引起弥漫性腹膜炎或急性心包填塞者，应紧急穿刺排脓或

手术引流。

②对胸腔穿破或慢性心脏压塞者，可先行超声引导下的穿刺抽脓或置管引流，穿刺抽脓可反复进行，脓液黏稠者，可用生理盐水冲洗稀释，但应注意注入量不可过多，以免压力过大导致脓液外溢。如引流效果不佳应及时手术引流。

③向支气管或胃肠等空腔脏器穿破者，相当于脓肿自动引流，可根据临床表现酌情处理。支气管胸膜瘘者应取半侧卧位，侧卧于患侧，以防止大量脓液涌入健侧支气管引起窒息。肝脓肿胆内瘘者，应解除胆道梗阻，如胆道和脓肿均引流通畅，瘘口可能会自行愈合，不必常规探查瘘口。

（3）抗生素使用：应"重拳出击"，联合应用大剂量广谱、高效抗生素治疗，并根据细菌培养和药物过敏试验调整用药。

（4）积极的支持疗法：提高患者抵抗力，促进康复。饮食以高蛋白、高糖、高维生素为主，不能进食者需静脉营养支持。间断少量输注新鲜血液、血浆或清蛋白等。

（二）糖尿病酮症酸中毒

糖尿病已成为引发细菌性肝脓肿的重要危险因素之一，患者血糖控制不佳易发生肝脓肿，同时肝脓肿使患者血糖升高，容易出现糖尿病酮症酸中毒、高渗性昏迷等临床急危重症。

1.糖尿病酮症酸中毒临床表现

（1）严重脱水。

（2）酸中毒。

（3）电解质紊乱。

（4）厌食、食欲缺乏、恶心、呕吐，少数患者可有急性腹痛、腹肌紧张、有压痛、酷似急性胰腺炎或外科急腹症表现。

（5）意识障碍，轻者可有精神萎靡、头痛、乏力，重者出现烦躁或嗜睡，甚至昏迷。

2.处理要点

（1）小剂量胰岛素持续静脉滴注控制并监测血糖：若血糖 > 18mmol/L，则在生理盐水（如血钠高用平衡盐液）内加胰岛素，以 0.1U/（kg·h）速度静脉滴注，每1小时检测1次血糖，每4～6小时检测1次血钾及尿酮。如2～4小时后血糖值下降大于静脉滴注前30%，则按原剂量持续滴注；如4小时后已给足够液体，血糖下降 < 30%，则增加胰岛素用量30%～100%。待血糖下降至13.9mmol/L时，应将胰岛素用量减至1.0～2.0U/h，维持12小时以上，并及时给予葡萄糖。一般胰岛素和葡萄糖按1:（4～6）给药，直至酮体消失、尿糖（＋）。当糖尿病酮症酸中毒基本纠正，患者可进食时，可改用胰岛素皮下注射。

（2）大量补液：补液除利于失水的纠正外，还有助于血糖下降和酮体消除。补液过程要遵循"先快后慢，先盐后糖"的原则。输液量及速度要根据患者年龄、失水程度及心肾功能情况决定。开始一般补给生理盐水或复方氯化钠溶液，当血糖降至13.9mmol/L时，应使用5%葡萄糖液或5%葡萄糖氯化钠溶液。一般患者前2小时应快速补液1000～2000mL，

4小时补脱水量的1/3～1/2；接下来的5～8小时补液1000～2000mL，以后可每4～6小时补液1000mL，24小时补液4000～6000mL。对限制输液量的患者可以口服温水，对年老体弱、伴有心功能衰竭的昏迷患者放置胃管补液。对于已经发生休克者，可给予血浆。

（3）预防性补钾：治疗初期的血钾不能反映真实的血钾情况，要预防性补钾，并且密切监测血钾。补钾时应根据患者血钾、尿量和肾功能等情况决定是否进行补钾和补钾量，开始应用胰岛素后，如果患者血钾低或正常，并且有尿者可开始补钾，补钾量为6～8g/24小时；若患者无尿，暂不补钾，待有尿排出后再补钾；若患者伴有蛋白尿、肾功能不全或血钾超过5mmol/L时也暂不补钾。

（4）慎重补碱：对于轻中度的酮症酸中毒患者，在经过补液和应用胰岛素治疗后，其血液的酸碱度可逐渐恢复正常，故不必进行补碱治疗。然而，重度酮症酸中毒（血pH＜7.10，CO_2CP＜10mmol/L）应考虑应用碳酸氢盐。补碱时不要过量，速度也不宜过快，补碱后及时复查血气分析，pH＞7.11即停止补碱。

（5）消除诱因：积极控制感染，超声引导下穿刺抽脓或置管引流，联合应用大剂量广谱、高效抗生素治疗，并根据细菌培养和药物过敏试验调整用药。

（6）对症、支持治疗：对于低蛋白伴有低血压或休克者，给予清蛋白静脉滴注，有利于血压回升，防治脑水肿。

（三）经腹或腹膜外引流术后并发症

1.引流不畅

脓液稠厚，置管位置不佳是肝脓肿引流不畅的主要原因。术中应在脓肿低位穿刺，抽出脓液后，沿着穿刺针道切开脓肿，吸尽脓液并以生理盐水冲洗脓腔。脓液稠厚的肝脓肿，脓腔内可放置大口径的双套管，术后间断冲洗、负压吸引，对超声或CT明确的遗留脓肿的治疗，原则上应再次引流。

2.胆瘘

脓肿溃烂使肝内胆管破裂及手术中探查脓腔时手指强力撕裂胆管可造成胆瘘，术中操作应轻柔，避免撕裂肝内脉管组织，以免术后胆瘘和出血。胆瘘的处理要点：

（1）应保证引流通畅，少量的胆瘘逐日减少，可自行愈合。

（2）如胆瘘量较大，经引流后胆汁量仍无明显减少，则应行内镜下逆行胰胆管造影术（ERCP）检查，如发现造影剂外渗则可以确诊胆瘘，并明确胆瘘部位及胆总管下端有无梗阻。如果引流效果不理想可考虑置入内支撑管或鼻胆管进行引流，可有效地减少胆汁外漏量，有利于胆瘘的愈合。

（3）也可以在14天后瘘管形成后行经瘘管造影，如果发现有主要胆管显影，说明瘘管与主要胆管相通，否则，说明胆瘘来自肝外周细小胆管。对于瘘管造影没有胆管显影，或造影仅显示外周胆管而与主要胆道不直接相通者，可经窦道用无水酒精或酒精多次冲洗，直至瘘管愈合。

（4）若瘘管与主要胆管相通且胆瘘量不能减少，或胆瘘伴活动性出血及明显腹膜炎者，需及时再次手术探查。

3.炎症扩散

经腹腔引流术进入腹腔后，明确脓肿部位后，在切开引流前，应该用纱布妥善隔离保护腹腔和周围脏器，避免脓液污染术野或腹腔，并保持引流通畅。

第三节　胆囊结石

一、概述

胆囊结石病是指原发于胆囊内的结石所引起的各种胆囊病理改变。胆囊结石主要是胆固醇结石，其次为混合结石和黑结石。多年来对胆囊结石的研究多集中在胆石的成分方面，对胆石的形成机制仍缺乏清楚的了解。近年对胆石的病因和形成机制研究取得了一些进展，但距离防止结石形成和结石溶解的目标仍很远。

胆囊结石在我国胆石症中发病率最高，成年女性患者多见，男女之比约为1∶3。

二、病因及发病机制

（一）相关因素

病因研究和流行病学调查表明胆囊结石的发生与以下因素有关。

1.年龄

青少年少见，成年人胆石症发病率随年龄增长而增长，高发年龄为50～59岁。

2.性别

胆囊结石发病以女性为多，男女发病之比约为1∶2.57。

3.饮食

动物脂肪、蛋白质和精细碳水化合物摄入的增加，纤维素食物摄入的减少，均可使胆囊结石的发病率升高。1992年33所医院普查统计，由于我国居民膳食结构的改变，胆囊结石的发病率由10年前的52.8%上升为79.9%，胆固醇结石则从50.64%上升为69%。

4.肥胖

研究表明，肥胖者胆汁酸池较小，胆囊胆汁胆固醇常呈过饱和状态，容易析出形成结石。有研究发现，体重、性别和身高相同者的平均体重×100，高出20%以上的人群，其患胆囊结石病的危险性比高10%以下者增加近两倍。

5.经产次数

经产次数多者胆石症的发病率明显高于未经产妇女。

6.药物

关于药物与胆石形成的关系仍有争论。有文献报道，某些药物可促进胆石形成，如：噻嗪类利尿剂、雌激素、安妥明及口服避孕药等。但也有研究认为，口服避孕药对胆囊功能无影响，与胆石的形成无明显关系。

7.疾病

胆结石病与许多内科疾病有关，如镰状细胞贫血、地中海贫血、糖尿病及肝硬变等。解放军总医院顾倬云等对肝硬变与胆石症的关系进行了研究，发现肝硬变并发胆结石病比无肝硬变者高1～4倍，肝硬变者胆色素结石占64.52%。

8.胆囊收缩功能异常

多数学者研究结果表明胆囊结石的形成与胆囊动力学障碍有关。胆囊收缩功能减退是结石形成的重要因素。Festi发现胆囊结石患者在空腹状态下的体积和进食脂肪餐后的残余体积均较正常者为大，胆囊排空减慢，胆囊收缩功能下降。

此外，迷走神经切断术后患者，全胃肠外营养患者及老年人也存在胆囊收缩功能减退，易患胆囊结石。

（二）胆石形成机制

关键是生理情况下呈溶解状态的胆固醇和葡萄糖醛酸双酯胆红素不能在胆汁中保持溶解状态而析出沉淀形成结石。胆固醇结石形成机制有：

1.胆汁中胆固醇过饱和

胆固醇分子具有疏水性，只有与胆汁酸、卵磷脂共同形成微胶粒时，才能在胆汁中保持溶解状态。若胆固醇分子呈过饱和状态，超出了胆汁酸和卵磷脂的溶存能力，则易析出形成结石。

2.胆汁中促、抗成核因子在胆石形成中的作用

人们在研究中发现，人类肝胆汁的胆固醇饱和度要比胆囊胆汁高得多，而胆固醇结石极少在肝胆管内形成；40%～80%正常人的胆囊胆汁是胆固醇过饱和胆汁，却也未形成结石。近年研究发现胆汁中存在着促成核因子和抗成核因子，二者组成了调节胆固醇成核的动力体系。正常人胆汁这两种因子处于平衡状态，而胆固醇结石患者的胆汁，成核因子则处于优势。

（1）促成核因子：现已证实黏蛋白、糖蛋白、免疫球蛋白、胆红素、Ca^{2+}小分子多肽等具有促进胆固醇结石形成的能力。

（2）抗成核因子：1984年，Holgbach发现由胆汁中蛋白介导的抑制成核效应，即正常人胆囊胆汁中存在小分子量蛋白质，可抑制模拟过饱和胆汁胆固醇单水结晶（CMC）形成。后来证实这类小分子量蛋白质是载脂蛋白A_1、A_2，它们能延长模拟过饱和胆汁的成核时间。近年又先后发现58KD，63KD，16KD，74KD和28KD糖蛋白也有抗成核活性。但有关抗成核因子研究的文献报道较少。

三、临床表现

（一）症状

胆囊结石的症状取决于结石的大小和部位以及有无梗阻、炎症和胆囊的功能。部分胆囊结石患者终身无任何症状，即"隐性结石"，常在体检时经B超发现。有症状的胆囊结石常表现为中上腹或右上腹不适、厌油腻食物等消化不良症状，常误诊为"胃病"。胆囊结石也可于进食油腻饮食后或睡眠时体位改变，移位梗阻于胆囊管或胆囊壶腹部而引发胆绞痛。较大结石可持续压迫胆囊壶腹部或胆囊颈部，引发"Mirizzi综合征"。由于胆囊的收缩，较小的结石有可能通过胆囊管进入胆总管而诱发梗阻性黄疸，甚至胆源性胰腺炎。部分患者结石压迫和炎症可引起胆囊胆道瘘，甚至排入肠道引发肠梗阻。部分结石或可停留在胆管内成为继发性肝外胆管结石。结石亦可长期梗阻胆囊管不发生感染，而仅形成胆囊积液，积液呈无色透明，称为"白胆汁"。

（二）体征

多数无阳性体征。胆囊结石在无感染时，一般无特殊体征或仅有右上腹轻度压痛。但当有急性感染时，可出现中上腹及右上腹压痛、肌紧张有时还可扪及肿大、压痛明显的胆囊，莫菲征常阳性。如同时伴有其他并发症时，可出现相应体征，如高热、寒战和黄疸等。

四、检查

（一）B超

最可靠的检查方法。当发现胆囊液性暗区内有强回声信号伴声影，且随体位的改变，而在胆囊内移动时，诊断的准确率可高达96%以上。但超声诊断的正确率很大程度上取决于检查者的经验。诊断错误的常见原因有：

（1）含有气体的十二指肠对胆囊的压迹可产生酷似结石的回声并伴有声影。

（2）胆囊或附近淋巴结的钙化、胆囊内积气或稠厚胆汁、胆囊内的沉淀物等，可误认为结石。

（3）胆囊颈部螺旋瓣和胆囊壁生理性折叠，其断面有时呈一强回声突起，甚至可伴有声影。胆囊萎缩，结缔组织增厚，也可产生结石假象。

（4）若胆石很小或胆囊内充满结石或胆囊管内结石，可发生漏诊。

（二）X线检查

在X线平片上，约20%的胆囊结石因含钙量高，可呈阳性影像。由于结石阳性率低，肝胆区的X线平片已不作为临床诊断要求。但X线平片可显示肿大的胆囊及炎性肿块的软组织影以及在急性胆囊炎时可见胆囊内及胆囊周围的气体影。此外，一些间接的X线征象，往往有助于急性胆囊炎的诊断：

（1）胆囊下方小肠的扩张、充气等反射性肠淤积症。

（2）胆囊区软组织阴影增大。

（3）腹膜的刺激征象，如右侧的腹膜脂肪线模糊或消失、右侧膈肌抬高。

（4）右侧胸膜反应性积液或右下肺叶盘状肺不张等。

3.其他检查

在十二指肠引流术中所取得的胆汁中发现胆砂或胆固醇结石，也有助于诊断。CT、MRI和MRCP等对诊断胆囊结石均有一定帮助，但价格昂贵，准确率不及B超，不宜作为首选检查手段。

五、诊断

胆囊结石病临床症状常不典型。有急性发作病史的胆囊结石，一般根据临床症状体征不难做出诊断，但若无急性发作史，诊断则主要依靠辅助检查。B超检查能正确诊断胆囊结石，诊断正确率可达95%。口服胆囊造影有时可显示胆囊内结石，也可观察胆囊收缩功能。

诊断要点如下：

（1）反复发作急性胆囊炎、慢性胆囊炎、胆囊积液或胆绞痛，而皮肤黏膜无黄染或黄疸轻。

（2）反复多年发作胆囊炎而无黄疸，此次发作伴有黄疸，应考虑胆囊结石伴继发性胆总管结石。

（3）B超发现胆囊内有结石，胆囊肿大、积液，壁增厚或萎缩；口服胆囊造影证实胆囊内结石。B超诊断正确率可达95%以上。

六、鉴别诊断

胆囊结石病并发急性胆囊炎时应注意与以下疾病相鉴别。

（一）胃、十二指肠溃疡穿孔

患者多有溃疡病史。腹痛发作突然并很快波及全腹。腹壁呈板状强直；腹腔内有游离气体。较小的十二指肠溃疡穿孔，或穿孔后很快为网膜所包围，形成一个局限的炎性病灶时，易与急性胆囊炎混淆。

（二）肝脓肿

位于肝右前叶下方的脓肿，临床上表现有发热、腹痛、右上腹部肿块，可误诊为急性胆囊炎。

（三）急性阑尾炎

高位急性阑尾炎的临床表现与急性胆囊炎相似，二者的鉴别在于详细的分析病史及症状。急性胆囊炎多有胆道疾患病史。

（四）急性胰腺炎

急性胰腺炎常并发于急性胆囊炎及胆管炎，需及时加以识别，合理处理。急性胰腺炎呈持续性疼痛，范围较广泛并偏向腹部左侧，压痛范围也较广泛，血、尿淀粉酶一般均升高。

七、治疗

（一）手术治疗

当患者高龄和严重心、肺功能不全以及体弱不能耐受胆囊切除术的情况下，可施行胆囊造瘘术治疗急性结石性胆囊炎，其余患者行胆囊切除术是主要的治疗方式。对于有症状的胆囊结石，需及时行胆囊切除术，并适当地处理胆囊外并发症。在90%左右的患者中可收到良好的远期效果。在一般情况下，胆囊切除术的难度并不大，但此手术有一定潜在的危险性，"容易的胆囊切除"和"无经验的外科医生"构成了一个危险组合。第一肝门处血管和肝外胆道常有各种不可预测的解剖学变异，过小的手术切口，常需强力牵引，改变了肝外胆管、血管的正常解剖关系，可能导致严重的后果。在有急性或慢性炎症改变时，局部的炎症、水肿、纤维性粘连、肿大的胆囊淋巴结、嵌顿于胆囊颈部的巨大结石、长期梗阻所致的胆囊管改变等解剖及病理上的因素均增加手术困难。因此术中要有良好的腹肌松弛和充分的手术野显露，以便能够从容不迫地处理意外情况。在合并肝硬化门静脉高压或门静脉栓塞的患者，胆囊切除术有时是非常危险的，胆囊及胆管周围常满布异常扩张的侧支循环血管，使手术无法进行或会发生大量难以控制的出血。

对于无症状的胆囊结石，一般不需立即行胆囊切除。下列情况宜采用手术治疗：

（1）胆囊结石逐渐增大至2cm以上。

（2）胆囊结石多发且直径小于0.5cm，部分小颗粒结石易滑入胆总管，引起胆管炎或胰腺炎。

（3）胆囊壁钙化或胆囊壁明显增厚。

（4）伴发胆管炎或胰腺炎。

（5）结石充满胆囊，胆囊已无功能。

（6）合并糖尿病及心、肺功能障碍患者。

部分学者认为，远离治疗中心和长期旅行的无症状的胆囊结石患者亦宜行胆囊切除术。

行胆囊切除术时，如发现如下情况，应同时行胆总管探查术：

（1）术前高度怀疑或已证实存在胆总管结石，有梗阻性黄疸的临床表现或病史，反复发作胆绞痛、胆管炎；有胰腺炎病史；术中胆道造影证实有结石、胆道梗阻、胆管扩张。

（2）术中扣及胆总管内有结石、蛔虫或肿块；发现有胰腺炎表现。

（3）胆管穿刺抽出脓性、血性胆汁或泥沙样胆色素颗粒。

下列情况应行胆道造影，明确胆道状况，决定是否进一步手术方式：

（1）发现胆总管扩张（直径1.2cm以上），管壁明显增厚。

（2）胆囊结石小，可进入胆总管。

（3）胆囊内见脓性、血性胆汁或泥沙样胆色素颗粒。

近年来，腹腔镜胆囊切除术已广泛开展，它的适应证在逐渐扩大，绝对禁忌证和相对禁忌证逐渐缩小，使一些原来不能进行的手术成为可能。尽管如此，也应该清楚地认识到，腹腔镜手术适应证的不断扩大并不代表腹腔镜手术无所不能，如在术中发现大出血、解剖不清、腹腔内严重粘连和高度怀疑恶性肿瘤者，应及时中转开腹。中转开腹并不表示腹腔镜手术医师的无能，而应视为明智的选择。

（二）溶石治疗

1972年，首先应用鹅脱氧胆酸成功地使4例胆囊胆固醇结石融解消失，但此药有肝毒性，反应大，服药时间长，价格昂贵，而且停药后易复发，对于老年患者合并严重心血管疾病无法耐受手术者方可考虑应用。目前，溶石治疗的药物主要是鹅脱氧胆酸和熊去氧胆酸。

治疗适应证：

（1）胆囊结石直径在2cm以下。

（2）胆囊结石为含钙少的X线能透过的结石。

（3）口服胆囊造影片上能证明胆囊有功能。

（4）患者的肝脏功能正常。

（5）无明显的慢性腹泻史。

治疗剂量为每日15mg/kg，疗程为6～24个月，溶解结石的有效率一般为30%～10%。治疗期间每半年复查1次以了解结石溶解情况。

第四节　胆道出血

一、概述

胆道出血是指由于损伤或其他原因，导致肝内或肝外的血管与胆管异常相通，使血液进入胆道系统而引起一系列临床表现。多由于严重胆管感染、手术后或肝胆外伤、胆石压迫以及肝胆系统的肿瘤和出血性疾病所致，又称血胆症。胆道出血占上消化道出血的

1.3%~1.5%，居上消化道出血的第3或4位，出血源主要在肝内，其次是胆囊、肝外胆管。

二、病因及病理

胆道出血依据出血的部位分为肝内型、肝外型两类。由于肝内胆道解剖结构的特点，使肝内型胆道出血较肝外型常见。胆道出血的病因主要是肝实质和胆道系统的感染、损伤、肿瘤、血管病变及凝血障碍。欧美以胆道损伤为多见，而我国则以胆道感染最为突出。

（一）胆道感染

胆道蛔虫、胆道结石引起的急性梗阻性化脓性胆管炎是我国胆道出血的最主要原因。感染的主要致病菌是大肠埃希菌。由于炎症，肝内胆道黏膜形成溃疡，直接侵蚀胆道及门静脉或肝动脉分支，也可因近侧胆道引流不畅而形成多发性、胆管源性小脓肿，进而侵及和腐蚀汇管区的血管。感染性门静脉炎性扩张或动脉瘤样改变，突入肝胆管而发生继发性大出血。文献上曾有过因出血坏死性胆囊炎引起胆道大出血的报道。

（二）胆道损伤

以下5种情况均可导致胆道出血：

1.外伤

胸腹部钝性伤所致中心性的肝破裂，伴有胆道系统的损伤，较易发生胆道出血；深在的血肿或坏死组织继发感染，侵蚀血管和胆道常是创伤后迟发性出血的重要原因。

2.医源性损伤

（1）肝脏或胆道手术，损伤的肝动脉可形成假性动脉瘤，还可侵蚀穿入胆道形成胆管动脉瘘。

（2）经皮肝穿的活检、胆道造影（PTC）、胆道置管引流（PTCD），均可引起肝内血管的损伤；对门静脉高压症或肝血管瘤患者行上述检查或治疗时，术后发生胆道出血的危险性更大。

（3）门静脉高压症患者，放置颈静脉内经肝门-体静脉分流（TIPS）。

3.胆道感染

肝内胆管和血管并行于Glisson鞘内，在肝内越分越细，管壁也越来越薄，容易因感染性病变的影响而发生瘘，血液从而进入胆道。胆道感染而致出血的原因常为结石、细菌性肝脓肿、阿米巴肝脓肿等。

4.肿瘤

肝脏恶性肿瘤及肝内、外胆管良、恶性肿瘤侵蚀周围血管，使其糜烂、坏死可致胆道出血。

5.血管病变及凝血障碍性疾病

其中血管病变约占胆道出血的10%，而比较少见的凝血机制障碍或长期使用抗凝药物的患者，可自发或轻微创伤诱发胆道出血。

三、临床表现

（一）病史

相关的胆道疾病或胆道手术、外伤史。

（二）症状及体征

其临床表现与其他疾病引起的上消化道出血一样，因出血的速度及数量不同，其临床表现也不一样。周期性发作的胃肠道出血是胆道出血的常见临床特点。胆道出血的典型临床症状为Quincke三联征：

（1）上消化道出血，出现呕血或便血。

（2）右上腹痛呈胆绞痛样。

（3）梗阻性黄疸。

其中上消化道出血约占90%，胆绞痛约占70%，黄疸约占60%。右上腹痛也可呈间歇性发作，腹痛缓解后，胆道出血停止，黄疸逐渐减退，这是由于凝血块堵塞胆道以及血凝块液化和胆道再通的结果，血块排出胆道或被胆汁中的消化酶溶解或出血又发生，如此循环，如不予控制，患者将死于出血性休克或严重感染。凝血块不予清除，将成为胆色素结石的核心。

胆道出血缓慢而量少的时候，一般临床上无明显症状，诊断较困难。胆道大出血时可发生失血性休克。

四、辅助检查

（一）实验室检查

红细胞、血红蛋白减少，并发感染时白细胞及中性粒细胞数增加，大便潜血阳性以及肝功能异常。

（二）影像学检查

1.B型超声

多数可在病灶处发现血肿形成及肝外胆管扩张。如在肝内有液平出现，对诊断有重要的价值，而且属于非创伤性诊断方法，可反复、动态进行，应为首选。

2.CT、MRCP

多用于外伤性患者，明确损伤的脏器和严重程度，以供临床上判断外伤与胆道出血的关系。典型的影像学表现为：在胆管和胆总管内由于大量血凝物的存在，因此，往往会出现不规则的充盈缺损，与胆管壁分界清楚。经造影剂增强后胆管内可见明显增强现象，表明有胆道"漏血"现象。

3.内镜检查

（1）十二指肠镜可发现血液从乳头部溢出或喷出。

（2）术中、术后胆道镜可进行二级以上胆道出血定位的诊断及止血。

此外，十二指肠镜检查尚可同时排除食管、胃和十二指肠等部位所致的上消化道出血。

4.选择性肝动脉造影或数字减影血管造影检查

可以准确发现胆道出血部位以及肝动脉变异情况，此外，选择性肝动脉造影还可以进行有效的止血。造影时胆道出血的直接表现为动脉期造影剂呈团状或柱状外溢，肝实质内出现片状造影剂等动脉-胆道瘘征象；间接表现为假性动脉瘤，呈囊状或圆形，显影早，消散晚。

（三）剖腹探查

胆道探查是术中诊断胆道出血最有效的方法。通过剖腹探查来明确出血的部位。首先探查的是胃、十二指肠、肝、胰、脾，在排除以上引起上消化道出血的因素后，再探查胆道。探查的部位应靠肝门部，以便观察左右肝管的开口，同时吸净胆道的血液、血凝块及取出结石，观察胆道黏膜有无溃疡，肝外胆道有无与血管相通，再观察双侧肝管有无血液流出，有条件时可行术中胆道镜检查，以便进行及时诊断和治疗。对一些肝内出血原因难以确定的病例常采用气囊导管压迫法。即把带气囊的导管插入肝管，将气囊充气以填塞胆道，如导管口有血液不断流出则证实该侧胆道出血。同样的方法可检测另一侧肝管以辨别是单侧或是双侧肝内胆道出血。对少数胆道出血仍不能确定的病例，术后可用两根细塑料管分别从左、右肝管引出，进一步观察出血来源。

五、诊断

（1）发热、寒战、黄疸，上腹绞痛后出现呕血、黑便或T管引流出鲜血，出血呈周期性。

（2）失血性休克一系列表现。

（3）B超、CT等发现肝内有肿瘤，血肿液性暗区等。

（4）纤维内窥镜直示下见胆道出血。

（5）选择性肝动脉造影发现出血部位。

六、鉴别诊断

一般对上消化道出血的患者，首先根据病史、体格检查及有关特殊检查，在排除胃、十二指肠疾病、门静脉高压症、胃黏膜急性损害等疾病的基础上，再考虑胆道出血的可能。本病需与其他疾病引起的上消化道出血鉴别。

（一）溃疡病出血

（1）溃疡病史。

（2）出血前常有溃疡症状加重，而出血后反而出现缓解表现。

（3）胃镜检查可明确诊断。

（二）胃癌出血

（1）部分有慢性胃溃疡病史。

（2）通常有上腹隐痛、食欲缺乏、消瘦、贫血和粪便变黑等症状，常突发咖啡样呕吐，继以柏油样便。

（3）除一般贫血、消瘦或恶病质表现外，有时可在上腹部触及肿块、锁骨上淋巴结肿大等。

（4）胃镜检查可明确诊断。

（三）出血性胃炎

（1）服用水杨酸盐、吲哚美辛、激素、酗酒等后呕血、黑便者。

（2）胃镜检查可明确诊断。

（四）门脉高压症

（1）常有乙肝、肝硬化病史。

（2）多伴有腹壁静脉曲张、脾大、蜘蛛痣、肝掌。

（3）CT、上消化道钡透检查可明确诊断。

七、治疗

（一）非手术治疗

非手术治疗既可以作为治疗的手段，也可以作为术前准备，但前提是必须具备有良好的监护条件。否则，应积极行手术治疗或介入栓塞治疗。

1.措施

（1）防治休克，补充血容量及维持水、电解质平衡，应用止血剂，常用卡巴克洛（安络血）10mg，4次/日，静脉滴注或酚磺乙胺（止血敏）1.0g，3次/日，肌内注射等。

（2）抗感染。

（3）静脉滴注生长抑素。

（4）采用经T管缓慢注药。

可用过氧化氢溶液（双氧水）15～30ml（等量等渗氯化钠稀释），或18.3mmol/L（0.5%）普鲁卡因溶液20～30ml冲洗T管；或用肾上腺素2mg加等渗氯化钠100～200ml经T管滴入；或上述诸药联合应用。

2.适应证

（1）胆道出血缓慢、量少或出血量逐渐减少，出血间隔时间逐渐延长。

（2）无高热、寒战、黄疸等重症胆管炎症状，无休克症状。

（3）全身情况较差、无法耐受手术等均可先给予非手术治疗。

（二）手术治疗

胆道出血手术治疗的目的除了控制出血，清除病灶，建立通畅的胆道内、外引流以外，更重要的是进行病因治疗。在非手术治疗及治疗无效或失败时才采用手术治疗。

1.适应证

有以下情况应考虑手术：

（1）反复发作的大出血，特别是出血周期越来越短者。

（2）合并严重胆管感染必须手术引流者。

（3）胆肠内引流后发生胆道大出血者。

（4）原发疾病需要外科手术治疗者。

2.手术方式

（1）胆囊切除术：适用于胆道出血来自胆囊病变所引起者。

（2）胆总管切开探查，"T"形管引流术：对于胆道出血合并有明显胆管内病灶者，如胆管结石、胆道严重感染者。对于因"T"形管压迫引起的胆管壁血管破裂大出血，可行胆总管切开，直接缝扎胆管壁血管，达到止血的目的，术中、术后还应该加强抗感染治疗。

（3）肝部分切除：肝叶或肝段切除治疗肝内胆道出血，既可达到止血目的，又去除病灶，是一种彻底性治疗手术，但手术创伤大，对处于失血和感染状态的严重患者来说，危险性较大，病死率相对较高。其手术适应证为：

①可切除的肝癌。

②肝血管瘤。

③局限性肝内慢性炎症。

④肝损伤时，肝组织破坏较广泛。

⑤局限性的肝段及肝叶的肝内胆管结石。

⑥已肯定出血来自肝的一侧，但未明确出血灶的性质。

（4）肝固有动脉结扎：该方法适用于：

①阻断肝动脉出血即停止者。

②术中出血不能明确出血灶者。

③肝内胆管大出血来自动脉胆管瘘者。

④患者有肝胆系统原发灶，而一般情况差，不能耐受手术，但阻断肝动脉后出血停止者。

肝动脉结扎方法较多，目前，普遍认为肝固有动脉结扎较理想，手术操作容易，靠近病灶，既可避免损伤胃十二指肠动脉形成的侧支循环，又比结扎肝左动脉或肝右动脉操作简单。此外，若出血部位明确，肝门解剖方便，而患者全身情况允许，也可行肝右或肝左动脉结扎，因肝右或肝左动脉结扎，既能达到止血目的，又对肝功能影响不大。

（5）手术注意事项

①手术治疗应在出血期间进行，以便于确定出血部位和采取相应的有效措施。

②如果由于术中出血已停止，造成定位诊断困难，应该分三步进行探查定位：是否胆道出血，肝内或肝外，肝内出血灶的部位。

③对找不到出血源和不能确定出血部位，或术中出血已停止，给予术中反复冲洗胆道；术中造影、胆道镜及超声检查等寻找病灶。如仍无法确定，必须建立通畅胆道引流。

3.并发症的处理

胆道出血的并发症主要是急性血液丢失，其次是大量血凝块将胆道完全阻塞，处理血凝块的方法有：

（1）行内镜下括约肌切开术（EST）：用Fogarty导管将血凝块取净，肝素溶液盥洗胆总管以解决梗阻。

（2）放置鼻胆管引流（ENBD）：进食高脂餐的同时口服清热利胆药物。当Oddi括约肌功能良好时，进食高脂餐可促进胆道排空，同时，清热利胆中药可利于胆汁的排泄，也可经ENBD导管滴注抗生素-肝素溶液冲洗胆道，防止胆管内凝血块、黏稠的胆汁及分泌的黏蛋白成为结石的核心。

（3）当内镜处理血凝块不彻底或有一定困难时，需实施胆总管切开术。

（三）选择性肝动脉栓塞

通过动脉造影发现动脉胆管瘘、动脉-门静脉瘘以及假性动脉瘤，即可确定活动性出血部位，随后采用可脱离球囊、微钢圈、氨基丙烯酸酯或可吸收明胶海绵等栓塞剂进行栓塞。选择性肝动脉栓塞的成功率为80%～100%，而其病死率与并发症发生率均比外科手术低。

1.选择性肝动脉栓塞适用于以下几种情况

（1）手术后胆道出血难以承受再次手术。

（2）胆道出血经手术止血后再出血，肝动脉造影可以进一步了解有无解剖上的变异，肝动脉结扎是否有效，有无异常的侧支交通，并可选择性地将出血的血管栓塞。

（3）患者的体质差，不能耐受手术。

（4）医源性胆道出血，多用于经皮肝组织活检（PLB）、经皮肝穿胆道造影等检查后的胆道出血。

（5）在行决定性手术前暂时的控制出血。

2.不宜行选择性肝动脉栓塞治疗的情况

（1）不能达到超选择性插管者。

（2）栓塞可导致广泛肝缺血者。

（3）碘过敏者。

（4）肝硬化门静脉高压者。

（5）栓塞术后可导致肝功能不良者，应慎用。

（6）合并肝脓肿者。

3.与外科手术相比，选择性肝动脉栓塞有以下优点

（1）可同时了解出血部位和解剖情况。

（2）方法简单、安全，无须麻醉及开腹手术，可免遭手术痛苦和危险，可为一般情况差而不能耐受剖脏手术的患者接受。

（3）腹腔有炎症粘连者，手术并非易事，而行本方法无困难。

（4）诊断和治疗可同时进行，且诊断明确，治疗及时。

（5）可留置导管重复治疗。

（6）严重的并发症如肝坏死、胆囊坏死等少见。

（7）肝动脉侧支循环多，该方法止血更加可靠。

第五节　腹腔镜内镜联合治疗恶性胆管梗阻

目前，胆、胰恶性肿瘤的发病率有上升趋势。壶腹癌、胰头癌、胆管下端癌、十二指肠乳头癌等疾病具有共同的特点，就是都会堵塞或压迫胆管引起胆管远端恶性梗阻。晚期胰腺癌还会出现顽固性上腹疼痛、腰背部疼痛、消瘦、恶病质及不同程度的十二指肠梗阻。

恶性梗阻性黄疸引起的高胆红素血症和内毒素血症可造成患者出现严重的生理功能紊乱。国内外对于胆、胰恶性肿瘤的首选治疗方法是手术根治性切除，但是胆、胰恶性肿瘤与其他消化道肿瘤有一个不同就是发现和确诊时多已是中晚期，并且手术切除率较低。所以有相当一部分患者只能接受姑息手术治疗。对于失去根治切除机会的恶性胆管低位梗阻的治疗原则是解除胆道梗阻，同时治疗已出现或可能出现的十二指肠梗阻。

根据临床症状、体征和各种影像学检查明确诊断为晚期胰头癌、壶腹癌、胆管癌、十二指肠乳头癌等。评估患者失去手术切除机会，拟行内镜、腹腔镜姑息治疗的可按此方案进行治疗。不能根治切除的主要标准为肿瘤出现腹腔广泛转移；肿瘤对周围重要血管如肠系膜血管、门静脉、肝动脉等有包绕、推移者；肿瘤侵犯邻近脏器，如侵犯十二指肠、胃、结肠等，引起胃肠排空障碍者；伴有腹腔积液；伴有远隔器官转移者，如有肝、肺转移等。

恶性胆管梗阻如不伴有十二指肠梗阻者，首先行内镜治疗，根据具体情况行塑料支架

或金属支架治疗，内镜治疗失败者考虑行腹腔镜胆肠内引流术。胆管梗阻合并十二指肠受累者则可行腹腔镜胆囊空肠、胃空肠引流术。如果十二指肠球部已受侵犯，也可行胆管支架联合十二指肠支架治疗。

随着内镜、腹腔镜手术在外科领域的推广应用及手术治疗范围的不断扩大，传统外科手术观念正在逐渐发生改变，外科手术微创化的概念已逐渐被人们所接受和重视。因此，我们有针对性地序贯应用内镜支架、腹腔镜胆肠内引流、胃空肠引流术姑息性治疗不能切除的恶性胆管低位梗阻，以期采用微创治疗取得满意的临床疗效，提高晚期胆、胰腺肿瘤患者的生活质量。

一、内镜支架治疗恶性胆管梗阻

恶性胆管梗阻的内镜治疗首选胆管金属支架治疗，其次选择塑料支架和ENBD引流。对十二指肠梗阻的内镜治疗主要应用十二指肠金属支架。

内镜治疗前，首先行ERCP，了解胆管梗阻及扩张的部位，尤其是肿瘤侵犯的具体位置、累及范围。根据胆管梗阻的部位决定下一步的具体治疗方案：选择ERBD还是EMBE。放置支架前的准备工作还包括EST治疗和测定预放置支架的长度。内镜放置十二指肠金属支架前需行消化道造影了解肠管受累的部位和范围，同时测量支架的长度。

（一）ERBD和EMBE的特点

（1）内镜胆管支架治疗主要分两种，塑料支架（ERBD）和金属支架（EMBE）。目前内镜胆道支架已成为无手术条件和手术不能切除的恶性梗阻性黄疸患者首选的姑息性治疗方法。内镜下胆管内支架引流术是一种微创手术，避免了开腹手术及麻醉造成的创伤，不仅解除了胆道梗阻，也改善了肝脏的功能，使血清胆红素下降。支架内引流恢复了胆汁在肠道中的作用，有利于患者消化食物、吸收营养、恢复肠肝循环、改善患者的免疫功能。

（2）对于晚期恶性胆管远端梗阻，ERBD适用于预计生存期限较短，经济条件较差者。它安全可靠，符合生理状态，无胆汁丢失，术后不用特殊护理，提高了患者的生活质量；发生阻塞时可以重新更换，且价格较低，减轻了患者的经济负担。缺点是：内径较细，易滋生细菌和形成胆石，引起再阻塞，一般3个月左右即需更换。

EMBE适用于无法行根治性手术，预计生存期大于3个月以上且经济条件许可的恶性胆道梗阻患者。金属支架多为钛镍记忆金属材料，支架放入胆管释放后可恢复原伸展状态，完全膨开后直径达8~10mm，较塑料支架大3倍，具有扩张性和柔顺性好，支撑力强等特点。它为网状结构，可嵌入到黏膜组织中，与胆汁及细菌接触面积小，不易形成胆泥，与塑料支架相比，可以使胆道保持较长的通畅时间，即使金属支架出现堵塞，仍可以在原金属支架内再次放入塑料支架或金属支架以继续保持胆道通畅，延长患者生命。金属支架的缺点：价格较高且置入后难以取出。

（二）内镜支架治疗的技术要点

1.支架位置和长度的选择

对于壶腹癌和胰头癌放置支架时，首先要保证支架头端一定越过胆管梗阻的近端1cm左右，远端在乳头开口外约1cm为宜。镜下吸引应看到胆汁排出通畅。这样既能保证解除胆管远端梗阻，还能预防肿瘤进一步生长引起的胆道再梗阻。对于胆管癌或胰头癌所致的胆管胰腺段梗阻，则塑料或金属支架不必过长，一般为6cm左右即可。

2.胆道感染的防治

如果内镜治疗术前有胆道感染的表现或治疗中发现为感染的胆汁，则先行BD管引流后择期放置支架治疗，以减少术后胆道感染的发生。也可以放置金属支架的同时在支架内放置EN-BD引流预防术后胆道感染。

3.胆道支架堵塞的处理

如果患者金属支架术后发生堵塞，则可在原支架内再次放置支架或BD管引流。操作时可先用气囊清理支架内的坏死、脱落组织，行胆道造影了解肿瘤侵犯的范围，然后在原支架内放置塑料或金属支架。可以进一步保持胆管的通畅，延长患者生存期限。

4.对于ERCP成功

但患者存在十二指肠降段梗阻者，可应用胆管支架联合十二指肠金属支架治疗。放置时要先行胆管支架治疗，然后行十二指肠金属支架治疗。

二、腹腔镜胃肠、胆肠内引流术治疗恶性胆管梗阻

传统胆肠内引流术是姑息治疗晚期胆管癌、胰头癌等的重要手段。同时，对患者出现了胃肠排空障碍，消化道造影显示十二指肠受压者行同步腹腔镜胃空肠吻合术。它可治疗已经出现的十二指肠梗阻或排空障碍，使患者在生存期内恢复经口进食，提高了晚期肿瘤患者的生活质量。目前国外多数学者也主张在姑息治疗晚期恶性梗阻性黄疸时同时行胃空肠吻合术的手术指征应适当放宽。腹腔镜胆肠、胃空肠吻合术治疗恶性胆管梗阻合并十二指肠梗阻具有操作简便、创伤小、并发症少、恢复快的特点，明显提高了患者的生活质量。这些优点对于预计生存期限较短的高龄、免疫力低下的晚期肿瘤患者尤显突出。

（一）手术的技术要点

1.切口位置和大小的选择

手助切口的选择对手术操作很重要，可以根据患者的体型来调整切口位置。切口长短5cm左右为宜，切口过大则放置手助器后容易漏气，切口过小，则放置手助器困难，并且容易发生损坏。切口一般位于脐右侧，太靠上则影响腹腔内的操作时间，太靠下则离手术区域较远也影响操作。

2.手助器械的使用

放置手助器前要关闭气腹，手助器通过切口放置后，左手手套上涂抹液状石蜡进入腹

腔，然后再重新建立气腹。由于手助器薄膜较薄，旋紧手助器时动作要轻柔，不要暴力，以免手助器破裂、漏气。

3.吻合操作

胃空肠吻合和胆囊空肠吻合可以采用两种方法，一种是利用EndoGIA完成后壁的吻合，吻合前壁可采用EndoGIA关闭，也可以采用针线间断缝合。前者速度快，费用高，后者速度稍慢，比较节省费用。吻合后需要观察吻合口是否有瘘口和出血，发现瘘口可以加针修补缝合，出血处可以用钛钉夹闭止血。吻合口喷洒生物蛋白胶有助于防止吻合口瘘和出血。

（二）手术并发症及其防治

1.吻合口漏

术后出现吻合口漏会引起腹腔感染、腹膜炎等情况。手术前后放置ENBD导管可以降低胆道压力，减少胆肠吻合口漏的发生。手术前后胃肠减压的应用可以降低胃肠吻合口漏的发生率。出现该并发症多为吻合口张力较高，吻合口血供不佳，缝合不严密所致。使用EndoGIA吻合可以减少吻合口裂开和漏的发生，同时要注意最大限度降低吻合口的张力，还要保证全层吻合。引流管的放置对早期发现吻合口漏有一定意义，但如果吻合满意，可以不常规放置腹腔引流。

2.吻合口出血

完成前壁和后壁吻合后，直视下即可检查吻合口是否有活动性出血，如有可以加针缝合或用钛钉夹闭。吻合口断端肠壁或胃壁、胆囊壁有出血点时可用电凝止血。术后出现活动性出血可考虑行介入治疗止血。

3.吻合口狭窄

吻合时要防止肠黏膜内翻过多，吻合口径不要过小。一般可以避免吻合口狭窄发生。

4.逆行感染

少数胆肠内引流患者术后出现逆行感染情况，行胆肠或胃肠吻合时加用空肠输入、输出襻侧侧吻合可以减少逆行胆道感染的发生。

5.术后胃肠功能紊乱

表现为术后出现腹胀、食欲差等，尤为进食后腹痛、腹胀最为明显。可服用胃肠动力药物，调整饮食、针灸等方法治疗。

6.切口感染

做手助切口时要保持切口的无菌操作。术后换药及时发现切口感染的迹象。

（三）术前行ENBD的意义

对于重度黄疸，肝功能损害严重或合并胆道感染者在行腹腔镜胆肠内引流术前可行ENBD治疗。它的意义在于：可有效减轻黄疸，改善肝功能；BD管可在随后的手术中起到标志作用，并可使胆道系统保持低压从而有利于进行胆肠吻合；术后可继续降低胆道压力，预防胆漏发生，并可经BD管造影了解胆道情况。

第六节　腹腔镜内镜联合治疗恶性胆管梗阻

目前，胆、胰恶性肿瘤的发病率有上升趋势。壶腹癌、胰头癌、胆管下端癌、十二指肠乳头癌等疾病具有共同的特点，就是都会堵塞或压迫胆管引起胆管远端恶性梗阻。晚期胰腺癌还会出现顽固性上腹疼痛、腰背部疼痛、消瘦、恶病质及不同程度的十二指肠梗阻。

恶性梗阻性黄疸引起的高胆红素血症和内毒素血症可造成患者出现严重的生理功能紊乱。国内外对于胆、胰恶性肿瘤的首选治疗方法是手术根治性切除，但是胆、胰恶性肿瘤与其他消化道肿瘤有一个不同就是发现和确诊时多已是中晚期，并且手术切除率较低。所以有相当一部分患者只能接受姑息手术治疗。对于失去根治切除机会的恶性胆管低位梗阻的治疗原则是解除胆道梗阻，同时治疗已出现或可能出现的十二指肠梗阻。

根据临床症状、体征和各种影像学检查明确诊断为晚期胰头癌、壶腹癌、胆管癌、十二指肠乳头癌等。评估患者失去手术切除机会，拟行内镜、腹腔镜姑息治疗的可按此方案进行治疗。不能根治切除的主要标准为肿瘤出现腹腔广泛转移；肿瘤对周围重要血管如肠系膜血管、门静脉、肝动脉等有包绕、推移者；肿瘤侵犯邻近脏器，如侵犯十二指肠、胃、结肠等，引起胃肠排空障碍者；伴有腹腔积液；伴有远隔器官转移者，如有肝、肺转移等。

恶性胆管梗阻如不伴有十二指肠梗阻者，首先行内镜治疗，根据具体情况行塑料支架或金属支架治疗，内镜治疗失败者考虑行腹腔镜胆肠内引流术。胆管梗阻合并十二指肠受累者则可行腹腔镜胆囊空肠、胃空肠引流术。如果十二指肠球部已受侵犯，也可行胆管支架联合十二指肠支架治疗。

随着内镜、腹腔镜手术在外科领域的推广应用及手术治疗范围的不断扩大，传统外科手术观念正在逐渐发生改变，外科手术微创化的概念已逐渐被人们所接受和重视。因此，我们有针对性地序贯应用内镜支架、腹腔镜胆肠内引流、胃空肠引流术姑息性治疗不能切除的恶性胆管低位梗阻，以期采用微创治疗取得满意的临床疗效，提高晚期胆、胰腺肿瘤患者的生活质量。

一、内镜支架治疗恶性胆管梗阻

恶性胆管梗阻的内镜治疗首选胆管金属支架治疗，其次选择塑料支架和ENBD引流。对十二指肠梗阻的内镜治疗主要应用十二指肠金属支架。

内镜治疗前，首先行ERCP，了解胆管梗阻及扩张的部位，尤其是肿瘤侵犯的具体位置、累及范围。根据胆管梗阻的部位决定下一步的具体治疗方案：选择ERBD还是EMBE。放置支架前的准备工作还包括EST治疗和测定预放置支架的长度。内镜放置十二指肠金属支架前需行消化道造影了解肠管受累的部位和范围，同时测量支架的长度。

（一）ERBD和EMBE的特点

（1）内镜胆管支架治疗主要分两种，塑料支架（ERBD）和金属支架（EMBE）。目前内镜胆道支架已成为无手术条件不能切除的恶性梗阻性黄疸患者首选的姑息性治疗方法。内镜下胆管内支架引流术是一种微创手术，避免了开腹手术及麻醉造成的创伤，不仅解除了胆道梗阻，也改善了肝脏的功能，使血清胆红素下降。支架内引流恢复了胆汁在肠道中的作用，有利于患者消化食物、吸收营养、恢复肠肝循环、改善患者的免疫功能。

（2）对于晚期恶性胆管远端梗阻，ERBD适用于预计生存期限较短，经济条件较差者。它安全可靠，符合生理状态，无胆汁丢失，术后不用特殊护理，提高了患者的生活质量；发生阻塞时可以重新更换，且价格较低，减轻了患者的经济负担。缺点是：内径较细，易滋生细菌和形成胆石，引起再阻塞，一般3个月左右即需更换。

EMBE适用于无法行根治性手术，预计生存期大于3个月以上且经济条件许可的恶性胆道梗阻患者。金属支架多为钛镍记忆金属材料，支架放入胆管释放后可恢复原伸展状态，完全膨开后直径达8~10mm，较塑料支架大3倍，具有扩张性和柔顺性好，支撑力强等特点。它为网状结构，可嵌入到黏膜组织中，与胆汁及细菌接触面积小，不易形成胆泥，与塑料支架相比，可以使胆道保持较长的通畅时间，即使金属支架出现堵塞，仍可以在原金属支架内再次放入塑料支架或金属支架以继续保持胆道通畅，延长患者生命。金属支架的缺点：价格较高且置入后难以取出。

（二）内镜支架治疗的技术要点

1.支架位置和长度的选择

对于壶腹癌和胰头癌放置支架时，首先要保证支架头端一定越过胆管梗阻的近端1cm左右，远端在乳头开口外约1cm为宜。镜下吸引应看到胆汁排出通畅。这样既能保证解除胆管远端梗阻，还能预防肿瘤进一步生长引起的胆道再梗阻。对于胆管癌或胰头癌所致的胆管胰腺段梗阻，则塑料或金属支架不必过长，一般为6cm左右即可。

2.胆道感染的防治

如果内镜治疗术前有胆道感染的表现或治疗中发现为感染的胆汁，则先行BD管引流后择期放置支架治疗，以减少术后胆道感染的发生。也可以放置金属支架的同时在支架内放置EN-BD引流预防术后胆道感染。

3.胆道支架堵塞的处理

如果患者金属支架术后发生堵塞，则可在原支架内再次放置支架或BD管引流。操作时可先用气囊清理支架内的坏死、脱落组织，行胆道造影了解肿瘤侵犯的范围，然后在原支架内放置塑料或金属支架。可以进一步保持胆管的通畅，延长患者生存期限。

4.对于ERCP成功

存在十二指肠降段梗阻者，可应用胆管支架联合十二指肠金属支架治疗。放置时要先行胆管支架治疗，然后行十二指肠金属支架治疗。

二、腹腔镜胃肠、胆肠内引流术治疗恶性胆管梗阻

传统胆肠内引流术是姑息治疗晚期胆管癌、胰头癌等的重要手段。同时，对患者出现了胃肠排空障碍，消化道造影显示十二指肠受压行同步腹腔镜胃空肠吻合术。它可治疗已经出现的十二指肠梗阻或排空障碍，使患者在生存期内恢复经口进食，提高了晚期肿瘤患者的生活质量。目前国外多数学者也主张在姑息治疗晚期恶性梗阻性黄疸时同时行胃空肠吻合术的手术指征应适当放宽。腹腔镜胆肠、胃空肠吻合术治疗恶性胆管梗阻合并十二指肠梗阻具有操作简便、创伤小、并发症少、恢复快的特点，明显提高了患者的生活质量。这些优点对于预计生存期限较短的高龄、免疫力低下的晚期肿瘤患者尤显突出。

（一）手术的技术要点

1.切口位置和大小的选择

手助切口的选择对手术操作很重要，可以根据患者的体型来调整切口位置。切口长短5cm左右为宜，切口过大则放置手助器后容易漏气，切口过小，则放置手助器困难，并且容易发生损坏。切口一般位于脐右侧，太靠上则影响腹腔内的操作时间，太靠下则离手术区域较远也影响操作。

2.手助器械的使用

放置手助器前要关闭气腹，手助器通过切口放置后，左手手套上涂抹液状石蜡进入腹腔，然后再重新建立气腹。由于手助器薄膜较薄，旋紧手助器时动作要轻柔，不要暴力，以免手助器破裂、漏气。

3.吻合操作

胃空肠吻合和胆囊空肠吻合可以采用两种方法，一种是利用EndoGIA完成后壁的吻合，吻合前壁可采用EndoGIA关闭，也可以采用针线间断缝合。前者速度快，费用高，后者速度稍慢，比较节省费用。吻合后需要观察吻合口是否有瘘口和出血，发现瘘口可以加针修补缝合，出血处可以用钛钉夹闭止血。吻合口喷洒生物蛋白胶有助于防止吻合口瘘和出血。

（二）手术并发症及其防治

1.吻合口漏

术后出现吻合口漏会引起腹腔感染、腹膜炎等情况。手术前后放置ENBD导管可以降低胆道压力，减少胆肠吻合口漏的发生。手术前后胃肠减压的应用可以降低胃肠吻合口漏的发生率。出现该并发症多为吻合口张力较高，吻合口血供不佳，缝合不严密所致。使用EndoGIA吻合可以减少吻合口裂开和漏的发生机率，同时要注意最大程度降低吻合口的张力，还要保证全层吻合。引流管的放置对早期发现吻合口漏有一定意义，但如果吻合满意，可以不常规放置腹腔引流。

2.吻合口出血

完成前壁和后壁吻合后，直视下即可检查吻合口是否有活动性出血，如有可以加针缝合或用钛钉夹闭。吻合口断端肠壁或胃壁、胆囊壁有出血点时可用电凝止血。术后出现活动性出血可考虑行介入治疗止血。

3.吻合口狭窄

吻合时要防止肠黏膜内翻过多，吻合口径不要过小。一般可以避免吻合口狭窄发生。

4.逆行感染

少数胆肠内引流患者术后出现逆行感染情况，行胆肠或胃肠吻合时加用空肠输入、输出襻侧侧吻合可以减少逆行胆道感染的发生。

5.术后胃肠功能紊乱

表现为术后出现腹胀、食欲差等，尤为进食后腹痛、腹胀最为明显。可服用胃肠动力药物，调整饮食、针灸等方法治疗。

6.切口感染

做手助切口时要保持切口的无菌操作。术后换药及时发现切口感染的迹象。

（三）术前行ENBD的意义

对于重度黄疸，肝功能损害严重或合并胆道感染者在行腹腔镜胆肠内引流术前可行ENBD治疗。它的意义在于：可有效减轻黄疸，改善肝功能；BD管可在随后的手术中起到标志作用，并可使胆道系统保持低压从而有利于进行胆肠吻合；术后可继续降低胆道压力，预防胆漏发生，并可经BD管造影了解胆道情况。

第七节　腹腔镜肝门部胆管癌根治术

一、腹腔镜外科肝门部胆管癌的诊治策略

（一）早期腹腔镜理念优势不明显

肝门部胆管癌（HCCA）是指发生于左肝管、右肝管、左右肝管分叉处及胆总管上段的胆管黏膜上皮恶性肿瘤，占胆管恶性肿瘤的50%~75%，其发病多与肝胆管结石、原发性硬化性胆管炎、先天性胆管囊性扩张症以及乙型、丙型肝炎感染等有关。近年来，虽然HCCA的诊断及治疗已有很大进步，但外科手术治疗仍是目前唯一能提高HCCA远期生存率的治疗方式。以往腹腔镜技术仅用于HCCA的腹腔探查和分期。在腹腔镜技术已经应用于几乎所有腹部外科手术的今天，由于涉及腹腔镜下肝门部肿瘤切除、肝十二指肠韧带"骨骼化"、联合肝叶切除以及肝肠吻合等复杂操作，完全腹腔镜下肝门部胆管癌切除的报道仍十分少见。

（二）术前分型及评估

HCCA以进行性加重的黄疸、皮肤瘙痒等临床表现为主要症状，超声、CT与MRCP等影像学检查相结合可作为HCCA术前评估的常规方式。术前HCCA的分型也依赖于CT、MRCP等影像学检查，这对于HCCA手术方式的选择十分重要，但目前尚无统一标准，一般仍以改良Bismuth-Corlette分型为基础。Ⅰ型：肿瘤位于胆总管上端；Ⅱ型：肿瘤位于左右肝管分叉部；Ⅲa型：肿瘤累及肝总管、汇合部和右肝管；Ⅲb型：肿瘤累及肝总管、汇合部和左肝管；Ⅳ型：肿瘤累及肝总管、汇合部和同时累及左右肝管。

（三）腹腔镜在复杂手术中的探索

由于其创伤小、恢复快、美观等诸多优点，腹腔镜技术已应用于多种疾病的诊断与治疗中。但其操作烦琐、技术难度大，使得腹腔镜在复杂手术中应用的安全性和可行性一直令不少学者质疑。然而随着腹腔镜脾切除术、腹腔镜直肠癌根治术等复杂手术报道的不断增多，腹腔镜技术可安全应用于较复杂手术的观点已被学者们接受。而且，如腹腔镜直肠癌根治术从初期的质疑到被NCCN指南列为与开腹手术地位相同的一线治疗方式所经历的历程一样，腹腔镜肝门部胆管癌切除术也可能经历这样的过程并最终走向成熟。实际上，越是传统意义上的复杂手术（如肝门胆管癌切除术），越能显示腹腔镜技术的优势，其在手术各个部分（精细分离、保护重要血管等）累加的微创优势也较"初级手术"（如胆囊切除术）更为明显。而且对于全身状态差、合并心肺疾病较为复杂的病例，腹腔镜技术很可能将原本致命的创伤减少到患者所能承受的范围内，而使手术顺利进行。因此，探索腹腔镜技术如何在复杂手术中安全应用是必要的。

（四）腹腔镜在HCCA手术中的优势

实践中我们发现腹腔镜在HCCA切除中具有一定优势：

（1）腹腔镜的放大作用及近距离直视操作，使血管鞘、血管分支及周围神经结缔组织结构更清晰。分离"裸化"肝动脉、门静脉及其分支时可紧贴血管壁（超声刀功能面远离管道），"裸化"更彻底，也使原本出血风险较大的肝十二指肠韧带"骨骼化"更加安全、细致从容。

（2）腹腔镜灵活多变的视野可避开肝门部血管的阻碍。如在游离一、二级胆管时，30°腹腔镜探进狭小的肝门区内后可向内侧旋转，这样往往不需要刻意牵拉即可得到清晰满意的视野。

（五）腹腔镜在HCCA手术中的难点及处理方式

腹腔镜下肝肠吻合难度较大，往往需要视角、器械角度和持针角度均合适的情况下完成每一步缝合。目前BismuthⅠ、Ⅱ型可采用全腹腔镜下吻合。应用3-0可吸收线间断外翻缝合，缝合时先缝合肠壁后缝合胆管。这样符合由下至上的视角方便操作。先吻合肝管后壁，再向两侧延伸，最后吻合前壁。Bismuth Ⅲ、Ⅳ型由于胆管断端位置高，有时甚至需劈开肝脏才能游离足够用于吻合的断端，困难且费时；且多联合肝叶切除，在取出标本时往往需4.0～6.0cm切口。因此取右上腹小切口手助或直视下完成肝肠吻合较为合适。这样不仅没有增加体表瘢痕而且降低显露和吻合难度，节省手术时间，也使吻合更加安全确切。

（六）联合肝叶切除的争议

切除已受侵的尾状叶可以做到R0切除从而提高远期生存率，已被广大学者接受。然而，对于未证实或可疑受侵的尾状叶的Bismuth Ⅰ、Ⅱ型胆管癌，是否需联合尾状叶切除，意见仍不统一。多数学者认为：尾状叶距肿瘤近，癌细胞极有可能通过浸润尾状叶胆管以及经血管分支弥散等方式侵袭尾状叶，尤其是累及左右胆管分叉部的（Bismuth Ⅱ型及以上）HCCA，只有切除尾状叶才能获得R0切除。虽然仍有少数不同观点，但是基于目前研究，Bismuth Ⅱ型应切除尾状叶已趋于共识。然而，尾状叶紧邻下腔静脉、肝静脉和门静脉等重要血管，开腹手术中视野容易受限，特别是处理肝短静脉时更易造成下腔静脉的撕裂，而引起难以控制的出血。因此，目前所见报道中，腹腔镜多用于Bismuth Ⅰ型及Ⅱ型病例的局部切除，Bismuth Ⅱ型完全腹腔镜下联合尾状叶切除只有少数报道。腹腔镜近距离多变的视角和放大作用可以在不受肝门部血管遮挡的情况下清晰、确切的观察第三肝门，极大地增加了离断肝短静脉的安全性，在保证R0切除的同时兼顾了腹腔镜的微创优点，具备施行Bismuth Ⅱ型完全腹腔镜下联合尾状叶切除的可行性。

二、手术步骤及方法

腹腔镜Bismuth Ⅱ型肝门部胆管癌根治联合尾状叶切除术：

手术方式：全麻仰卧分腿位，术者位于患者两腿之间。脐部置10mm套管针（Tmcar）为观察孔；剑突下及右侧锁骨中线处各置12mm及5mmTrocar为主、副操作孔；右上腹分别置5mm及10mmTrocar为辅助操作孔。分离肝脏周围腹膜，于胰腺上缘剪开肝十二指肠韧带，确定肝动脉位置后打开肝动脉鞘，游离肝动脉至分叉处。于十二指肠后方游离并低位横断胆总管，远端夹闭离断，提起近端，由下向上（或上下同时）裸化肝十二指肠韧带，尽量超过门静脉及肝动脉分叉部，同时，离断并结扎肝动脉及门静脉通往尾状叶的分支。游离胆囊并向上提起，沿胆总管向上分离，同时切开并顺势切除肝门板，充分显露左右肝管。若肿瘤位置较高，可切除部分左内叶及右前叶肝组织或劈开肝脏，以保证左右肝管及其右前叶和左内叶分支的显露。距肿瘤约10cm切断左右肝管，远端及近端切缘送冷冻病理检查。继续上下同时切除肿物，将肝门区内除门静脉和肝动脉外，肝十二指肠韧带以及肝门部纤维结缔、神经组织整块切除。切除肝门部肿瘤后，上挑尾状叶暴露第三肝门，将腹腔镜视角置于下腔静脉和尾状叶之间，由近及远逐个离断肝短静脉。LigaSure™离断尾状叶腔静脉旁部，牵拉尾状突至肝门左侧并离断Spigel叶，将全部尾状叶切除。胆道重建时，先用5-0可吸收线将肝管断端间断缝合为一较大的管腔即"盆式"成形，距离蔡氏韧带20.0cm处离断空肠。右上腹两Trocar之间取4.0～6.0cm切口，直视下完成肝肠Roux-en-Y吻合。吻合口周围共置引流管2根，由Trocar孔及右上腹切口旁引出体外。

三、并发症预防

（一）术中主要并发症

Bismuth Ⅱ 型肝门部胆管癌常需行规则性肝切除，做者的方法是：首先解剖第一肝门，待确认肿瘤与血管间关系后将其充分游离，然后离断患侧肝动脉、门静脉主支及进入尾状叶的分支，根据健侧胆管情况选择适当平面断肝，并完整去除病灶，最后将尾状叶分离切除。不同部位的出血仍然是该手术中最主要的并发症。此外，对与胆肠重建有关的问题也需引起重视。

1.门静脉出血

由于瘤体在第一肝门处，紧邻肝动脉和门静脉，血管受浸润甚至被包绕的情况并不罕见，在分离过程中稍有不慎，即可造成血管破裂出血，从而严重干扰后续操作。术中以紧贴血管壁进行分离更为安全；确有必要时，切除受累的肝动脉一般无大碍，但对门静脉受侵者应倍加小心。先稍靠近肿瘤，电钩分离瘤体及血管，再酌情处理门脉壁浸润灶，这样较为稳妥。发生门静脉破裂出血时不应盲目钳夹，可先阻断入肝血流，即可暂时将其控制，看清破损处后缝合修补即可止血。

2.肝脏切面肝静脉出血

肝静脉撕裂是其主要原因，多与操作不当有关，其中以结扎夹撕脱和血管钳直接穿通肝静脉主干较为常见。断肝时应逐一结扎离断肝静脉的主要属支，并注意动做轻柔；在距第二肝门1～2cm处的肝实质内完整游离患侧肝静脉主干，比在其与下腔静脉交汇处进行操作更为安全实用，因为一旦发生问题，即能避免肝静脉回缩并可利用存留的肝实质直接缝合止血。肝内段肝静脉主干侧壁的出血用无损伤线缝补即可。肝门部胆管癌的肝切面由于比较宽大或需保留切面处胆管行胆肠重建，一般不宜将前后切缘全部对拢缝合，因此对切面上的肝动脉和门静脉分支也要妥善止血，以减少术后发生出血及膈下积液和感染的机会。

3.肝短静脉出血

切除尾状叶时，往往必须处理数支肝短静脉。一旦发生血管破裂出血常甚为凶猛，直接缝合出血处下腔静脉壁可能是唯一确切的止血方法。肝门部胆管癌附加肝脏切除时，很少按常规做全肝血流阻断准备，此时处理肝短静脉出血的难度和风险均较大，应最大限度地避免其发生。细心游离各肝短静脉支，紧靠下腔静脉套线结扎后再将之切断，是一切实可行的方法。全尾状叶切除颇具挑战性，国内尚未普遍开展。目前作者仍以为，是否有必要按常规切除整个尾叶，尚有商榷之处。作者体会：离断患侧门静脉干后将分叉部及健侧肝外段主支充分游离并牵向外下方，对显露尾状叶极有帮助；术中根据尾叶胆管受累的实际情况主要切除患侧尾状叶，可有效减少术中出血的机会和手术风险。

（二）胆道并发症

中晚期肿瘤所致的阻塞性黄疸、胆总管囊肿以及大部分胆总管结石的病例，胆管备用吻合口口径较大，胆肠吻合后基本不会出现吻合口狭窄。但在肝门部胆管癌及胆道损伤时，由于残留胆管位置较高，或肝管无扩张时，需要对肝门部胆管做盆式成形，以扩大吻合口径，为胆肠吻合提供方便和预防吻合口狭窄的发生。盆式成形有3种方式：

（1）残留胆管于左右肝管汇合处远端，或胆管损伤近期，胆管尚未扩张时，由于胆管口径小，不易吻合，且吻合后易发生吻合口狭窄，可将肝管侧管壁纵向剪开约3mm，然后以5-0可吸收线行胆肠吻合。

（2）残留肝管为左右肝管，其间已分离，但左右肝管容易拉近时，则分别剪开其内侧壁，然后，用5-0可吸收线分别缝合剪开的左右肝管上及下缘，最后适当剪开左右肝管外侧壁，进一步扩大吻合口直径，成形后肝管成盆状。

（3）残留肝管为左右肝管，其间已分离，但距离较远时，则应适当切除左右肝管间肝组织，然后用5-0可吸收线缝合左右肝管内侧壁，并适当剪开左右肝管外侧壁，达到扩大吻合口直径的目的，成形后肝管成哑铃形。

（三）肠离断及肠间吻合后并发症

一般在距Treitz韧带15~20cm处切断空肠，此处肠系膜血管只有初级弓，且由血管弓发出的直支较长，在处理肠系膜时应特别注意，尽量平行于小肠动脉血管及由血管弓发出的直支血管，避免损伤血管，造成肠管缺血坏死。空肠间吻合应使用Endo-GIA采用侧-侧吻合的方式，吻合后用3-0可吸收线缝合戳口，然后以3-0普立灵线连续浆肌层包埋缝合。行此操作时由右侧腹插入腹腔镜，剑突下插入Endo-GIA，左侧腹置入肠钳，向上方牵拉横结肠，避开横结肠及其系膜的影响，利于吻合的操作。

（四）吻合后并发症的预防

胆肠吻合时应尽量减少吻合口张力，以免发生胆漏。在肥胖或胰头癌患者时，应将大网膜剪开，使其在胆支空肠袢的两侧分开，以减少吻合口张力；胆肠吻合时要根据胆管的口径选择用线及缝合方法，口径较细者选用5-0可吸收线，采用间断结节缝合，否则可使用3-0可吸收线，采用间断与连续缝合结合的方法进行缝合；所有吻合均采用外翻缝合。通过以上操作可以有效预防胆漏并发症的发生。

（五）反流性胆管炎的预防

胆肠Roux-en-Y吻合术后可因食物反流引起反流性胆管炎，反复发作逆行胆管感染会导致病情恶化、手术失败。由于吻合口处各段肠管肌组织及神经组织均不连续，各段肠管之间的运动难以协调一致，运动、紊乱时常发生，食糜、胆汁流动难以顺畅，所以反流不可避免。为避免反流有人将胆支肠袢留到60~100cm，然而事实表明，盲目延长肠袢并不能防止反流，而且肠祥越长越易发生扭曲、粘连，使肠内容物滞留、细菌更容易定植和繁殖，更易发生反流性胆管炎。Kasi曾首先指出Roux-en-Y吻合时胆支输出祥（侧）与肠支祥（端）之间的吻合应成Y形，以有利于胆汁及胃内容的输出。我们的经验认为，术中胆支肠祥保留45cm，在空肠间侧-侧吻合后，于吻合口上方将肠管并行缝合3针，使胆支输出祥（侧）与肠支祥（侧）之间的吻合呈Y形，可以有效预防反流性胆管炎的发生。另外，吻合口足够大时，即使有食物反流至胆管，因食物不在胆管内留存，也不会引起反流性胆管炎。

（六）术后肝衰竭

得到临床诊断的肝门部胆管癌均有不同程度的梗阻性黄疸，受肝功能损害、消化吸收功能障碍等因素影响，合并低蛋白血症者甚多。此时接受附加肝脏切除的重大手术，因创伤、出血、应激及功能性肝实质骤然减少而于术后出现肝衰竭，是住院患者术后死亡的主要病因之一。做者有2例患者术后3个月和5个月死于慢性肝衰竭的经验。由于对肝衰竭缺乏有效的常规治疗手段，故重点还在于预防。尽管多项研究均未显示，术前减黄与术后并发症及预后之间有关联，但仍有学者发现，黄疸程度较轻者接受肝脏切除和根治性手术的比率明显高于黄疸较重者（以181 μmol/L为界），认为减轻黄疸有助于改善患者全身情况，并对医师最终决定实施何种手术有一定影响。对于术前减黄，做者持保留态度，因为术前减黄不仅未能对术后并发症及预后产生实质性影响，而且还可能引发诸多其他并发症并延误确定性治疗的实施。经验性的因素对其取舍可能起着决定性作用，而实际上手术切除肿瘤才是真正意义上的彻底减黄。对低蛋白血症，必须重视和积极纠正；减少术中出血，尽量缩短手术时间，加强围术期护肝治疗等，对防治肝衰竭也有积极意义。近年，国外采用术前经皮经肝患侧门静脉栓塞使拟切除部位的肝脏萎缩、健侧肝实质增生，从而降低肝门部胆管癌肝切除后因功能性肝实质不足而导致的肝衰竭；也有人强调，应根据胆管癌的确切范围只切除必须切除的肝段，保留其他功能性肝实质。这些治疗观念和策略上的改变很有启迪性，但目前国内未见到类似的工作总结。

（七）术后肾衰竭

胆道梗阻时间长、黄疸程度重的病例容易合并肾功能损害，常同时存在低蛋白血症及电解质紊乱，对肾脏排泄功能也有一定影响，在麻醉、出血、有效循环血量不足、手术创伤、应激反应和炎性递质等多种因素作用下，可能出现术后肾衰竭。做者曾遇单纯非手术减黄诱发急性肾衰竭的病例，其原因未明。重视围术期肾功能维护的意义，毋庸置疑，对有明显肾功能损害者，应限制或放弃手术。术中注意补充胶体，维持适当尿量，术后重视对尿量、尿比重、各种生化及肾功能指标的监测，这些均属不容忽视的具体工作。一旦出现肾衰竭，就只有求助于透析治疗，但有一定风险，而且预后通常欠佳。肾脏科的专业援助极具实际意义，可使治疗更趋合理化。

（八）术后胆漏

术后胆漏一般均发生于胆肠吻合口处，与手术切面胆管条件、胆肠吻合具体操作细节、术后营养状况及组织愈合情况有关；在切除肿瘤、解除胆道梗阻之后，肝切面细小胆管很少发生漏胆。经胆肠吻合口内衬置管引流，有可能减少胆漏发生的机会，但这不是决定是否出现胆漏的必要条件。做者体会，技术操作的细节才是最主要的影响因素，门径恰当、缝合确实、对合完整和没有张力的胆肠吻合几乎不会胆漏。如果胆管条件不理想或胆肠吻合有不满意之处，行吻合口内衬引流是明智的选择。胆管切缘阳性时置放导管，更侧重于其支撑作用，而不仅仅是考虑预防胆漏。术后胆漏的治疗以通畅引流、防治感染、营养支持和促进愈合为原则。目前，至于生长激素类促合成代谢制剂是否加速肝门部胆管癌的进展或复发，尚无定论，但其对良性疾病合并胆漏的治疗确有很大帮助，必要时可谨慎使用。

（九）腹腔感染

由于与手术野污染、创面渗出、膈下或肝下积液、胆漏、术后引流不畅和免疫功能下降等因素有关，术前有胆道感染者更易出现腹腔感染。相应的防治措施主要包括：术前控制胆道感染，重视抗生素的合理应用，手术创面彻底止血，按常规于肝切面及胆肠吻合口下方置放引流并维持通畅、适当行营养支持和免疫增强治疗等。对已形成腹腔脓肿者，原则上需行穿刺置管引流或再手术引流。

（十）其他

肝门部胆管癌附加肝脏切除还可能出现术后继发性出血、ARDS、上消化道出血、胸腔积液、严重低蛋白血症和腹腔积液等并发症，与其他重大肝胆系统手术有类似之处，需有针对性地分别采取防治措施，尽量减少或避免发生更严重的后果。

腹腔镜下肝门部胆管癌根治术，尤其是附加肝脏切除的腹腔镜手术，难度大、风险高、并发症多，实践中需严格掌握适应证，并由相对专业化的手术组完成操作。对明显无法达到根治性切除的病例，不宜强行实施该术式。

四、对腹腔镜治疗 Bismuth Ⅱ 型肝门部胆管癌的分析

Bismuth Ⅱ 型肝门部胆管癌根治术中是否应联合尾状叶切除一直是讨论的热点。切除已受侵的尾状叶可以做到 R0 切除从而提高远期生存率，已被广大学者接受。然而，对于未证实或可疑受侵的尾状叶的 Bismuth Ⅱ 型胆管癌，是否需联合尾状叶切除，意见仍不统一。多数学者认为：尾状叶距肿瘤近，癌细胞极有可能通过浸润尾状叶胆管以及经血管分支弥散等方式侵袭尾状叶，尤其是累及左右胆管分叉部的（Bismuth Ⅱ 型及 Bismuth Ⅱ 型以上）肝门部胆管癌，只有切除尾状叶才能获得 R0 切除。日本学者观点更为激进，他们认为只有切除尾状叶才能保证肝门部胆管癌的根治性治疗。虽然仍有少数不同观点，但是基

于目前研究，Bismuth Ⅱ型应切除尾状叶已趋于共识。然而，尾状叶紧邻下腔静脉、肝静脉和门静脉等重要血管，开腹手术中视野容易受限，特别是处理肝短静脉时更易造成下腔静脉的撕裂，而引起难以控制的出血。目前腹腔镜下Bismuth Ⅱ型肝门部胆管癌根治联合尾状叶切除未见报道。完全腹腔镜下完成联合尾状叶切除中我们体会到，腹腔镜近距离多变的视角和放大作用可以在不受肝门部血管遮挡的情况下清晰、确切的观察第三肝门，极大地增加了离断肝短静脉的安全性，在保证R0切除的同时兼顾了腹腔镜的微创优点。由于肝门部胆管断端位置往往较高，常需要胆管成形后再进行胆肠或肝肠吻合，难度较大。右上腹小切口直视下吻合可以缩短吻合时间，增加吻合成功率。但是也应在吻合口周围常规放置引流管，以便胆瘘发生后能尽快引出。

第二章　胃肠疾病

第一节　胃癌

经过长达近百年特别是近几十年的研究，人们对胃癌的病因才有了比较深入的了解，认识到胃癌是多因素致病的常见恶性肿瘤，与人群居住的地理位置、环境、幽门螺杆菌感染、饮食习性、生活方式、宿主的易感性和基因背景等多种因素有关。目前认为，饮食因素和幽门螺杆菌（HP）感染是远端胃癌的主要危险因素，而胃食管反流性疾病和肥胖则是近端胃癌的主要危险因素。从胃癌的流行病学考虑，胃癌可分为家族性胃癌和散发性胃癌，前者约占胃癌患者总数的10%。

一、胃癌的组织学分型

胃癌的组织学分型目前最常用的是WHO分型和Lauren分型。

（一）WHO分型

2000年版的WHO肿瘤分型将胃癌分为上皮性肿瘤和类癌两类，上皮性肿瘤包括腺癌（乳头状腺癌、管状腺癌、黏液腺癌、印戒细胞癌）、鳞癌、鳞腺癌、小细胞癌、未分化癌和未能分类的癌等。

1.腺癌

是指由腺上皮发生的恶性肿瘤。根据其形态特点可分为：

（1）乳头状腺癌：癌细胞排列成粗细不等的分支乳头状结构，乳头内有纤维性轴心，癌细胞为柱状或矮柱状。此型属分化好的腺癌。

（2）管状腺癌：癌细胞排列成腺管状。此型亦属分化好的腺癌。根据癌细胞形成腺腔的多少又可分为高分化和中等分化两种。

（3）黏液腺癌：癌细胞形成腺腔，同时分泌大量细胞外黏液（超过肿瘤的50%）。由于大量黏液物质积聚，使许多腺腔扩展或破裂，黏液物质浸润间质，即形成"黏液湖"。

（4）印戒细胞癌：印戒细胞是一种含有大量黏液的癌细胞，由于细胞中充满黏液，把细胞核挤向细胞的一侧，使其外形酷似一枚戒指，故其得名。印戒细胞超过肿瘤的50%即为印戒细胞癌。印戒细胞癌是一种低分化的癌，极富浸润性，常伴有淋巴结转移、血道转移和种植转移。

2.腺鳞癌

又称腺棘细胞癌，是一种腺癌与鳞癌并存的肿瘤。腺癌部分细胞分化较好，而鳞癌部分细胞分化则多较差。

3.鳞状细胞癌

其细胞分化多为中度至低度，呈典型鳞癌结构，累及食管末端者，应考虑为食管原发性鳞癌扩展所致。

4.未分化癌

癌细胞弥散成片状或团块状，不形成管状结构或其他组织结构。细胞异型性明显，细胞核大、深染、核分裂象多见，在组织形态和功能上均缺乏分化特征。

5.类癌

为来自消化道腺体底部嗜银细胞的行为，低度恶性肿瘤，癌细胞较小，但大小均一，排列密集，银染色可见胞浆内有黑褐色嗜银颗粒。

（二）Lauren 分型

1965年Lauren根据胃癌的组织结构和生物学行为，将胃癌分为肠型和弥漫型，后来被称为Lauren分型。Lauren分型不仅反映肿瘤的生物学行为，而且体现其病因、发病机制和流行特征。

肠型胃癌起源于肠化生黏膜，一般具有明显的腺管结构，瘤细胞呈柱状或立方形，可见刷状瘤细胞分泌酸性黏液物质，类似于肠癌结构；常伴有萎缩性胃炎和肠化生，多见于老年男性，病程较长，发病率较高，预后较好。

弥漫型胃癌起源于胃固有黏膜，癌细胞分化较差，呈弥漫性生长，缺乏细胞连接，一般不形成腺管，许多低分化腺癌印戒细胞癌属于此型。多见于年轻女性，易出现淋巴结转移和远处转移，预后较差。有研究表明，部分弥漫型胃癌有家族聚集和遗传性，家系连锁研究发现CDH1基因胚系突变是其发病原因。Lauren分型不仅反映肿瘤的生物学行为，而且体现其病因、发病机制和流行特征。该分型的另一优点是可以利用胃镜下活检组织进行胃癌分型，指导手术治疗。Lauren分型简明有效，常被西方国家采用。但有10%～20%的患者兼有肠型和弥漫型的特征，难以归入其中任何一种，从而称为混合型。

（三）日本胃癌分型

日本胃癌研究会成立之初制定了《胃癌外科病理处理规约》，作为胃癌临床及病理检查记录和分类等的全国统一标准，此规约几经修改，不断完善。在1997年制定的第13版《胃癌外科病理处理规约》中，日本胃癌研究会将胃癌分为一般型和特殊型。一般型包括乳头状腺癌、管状腺癌（高分化型、中分化型）、低分化腺癌（实性型、非实性型）、印戒细胞癌和黏液腺癌。特殊类型包括鳞腺癌、鳞癌、未分化癌和其他不能分类的癌。第13版《胃癌外科病理处理规约》将未分化癌伴少量腺癌细胞的胃癌划分为低分化腺癌。而在2010年制定的第14版《胃癌外科病理处理规约》追加了组织学分型，包括良性上皮性肿瘤（腺瘤）、非上皮性肿瘤、恶性淋巴瘤、肿瘤样病变和特殊的消化道息肉病，另外，特殊型中增加了内分泌细胞癌、淋巴细胞浸润癌和肝样腺癌。总体上，日本胃癌协会的分类与WHO分类差别不大，目前我国也多采用此分类。根据临床病理特点和流行病学研究，与Lauren分型相比，乳头状腺癌和管状腺癌相当于肠型胃癌（分化型），低分化腺癌和印戒细胞癌相当于弥漫型胃癌（未分化型），而黏液腺癌根据其主要成分而定。

此外尚有维也纳分型。胃黏膜上皮异型增生为癌前病变，但不同学者对胃黏膜上皮异型增生的命名、性质、治疗均有不同的见解，尤其异型增生与黏膜内癌的关系一直存在争议。1998年的维也纳分型统一了东西方学者在消化道早期肿瘤诊断中的认识，并提出了相应临床处理措施。维也纳分型将胃肠道上皮增生分为5型：Ⅰ型，无肿瘤细胞和异型增生，包括正常上皮的炎性反应、再生、肥大、萎缩、异型性等；Ⅱ型，可疑的异型增生；Ⅲ型，无浸润的低度异型增生；Ⅳ型，无浸润的重度异型增生，其又分为重度异型增生、原位癌和可疑的浸润性癌；Ⅴ型，浸润癌，其又分为黏膜内癌和黏膜下癌。WHO于2000年将Vienna分型法做了修订，将原来Ⅴ型中的黏膜内癌划归为Ⅳ型，这种分型明确区分黏膜内癌和黏膜下癌，解决了黏膜内癌的定义问题，有利于指导治疗。

二、症状

早期胃癌大多数无明显症状，随着病情的进展，可逐渐出现非特异性的、类似胃炎或胃溃疡的症状，包括上腹部饱胀不适或隐痛、泛酸、嗳气、恶心、偶有呕吐、食欲减退、黑便等。常见的症状如下：

（一）食欲减退

食欲缺乏，伴体重减轻，逐渐消瘦，或食后饱胀嗳气，厌恶肉食等，是胃癌比较常见的症状。

（二）胃痛

疼痛部位以心窝部为主，有时仅为上腹部不适或隐痛，较典型的是无规律的疼痛，进食也不缓解。

（三）恶心呕吐

由于大部分胃癌位于幽门窦部，故幽门梗阻症状颇为多见。早期梗阻可引起食后膨胀感，轻度恶心、反胃等，典型的机械性幽门梗阻则引起胃扩张和呕吐。呕吐物多为在胃内停留过久的隔宿食，有腐败酸臭味。弥漫性胃癌常无明显的呕吐症状。

（四）上消化道出血

早期胃癌即可出现出血，常表现为柏油样便。晚期胃癌出血量大，若合并有幽门梗阻时，常在呕吐物中混杂咖啡色或黯红色血液。大便隐血试验呈阳性反应。

（五）其他症状

有腹泻、便秘、低热、水肿、全身衰竭。癌肿破溃，或引起胃壁穿孔时，可出现大出血、腹膜炎等并发症。

三、体征

胃癌患者往往会出现一些临床体征，但胃是腹腔内的舒缩性极大的囊性器官，当瘤体较小时，常常不出现明显体征，因此，胃癌在早期常无明显体征，多数患者仅在腹部扪诊时，可有上腹深部压痛或轻度肌张力增强感。当癌肿进展到一定程度时，会出现明显体征。但是一旦出现明显体征，胃癌往往属晚期阶段。

（一）腹部肿块

晚期患者由于癌肿逐渐增大，或直接蔓延至邻近组织而与大网膜黏连，可在上腹部触摸到一个质地坚硬、表面呈结节状并有轻度压痛的包块，据统计肿块的出现率以广泛浸润癌最多见，其次为胃体癌和胃窦癌。

（二）转移体征

癌细胞可经淋巴系统转移至左锁骨上淋巴结和腋下淋巴结，此时有的患者尚无明显的临床症状，因此，发现肿大的淋巴结对诊断有帮助，也可转移至脐周、盆腔和腹膜，如转移到卵巢，称Krukenberg肿瘤，可从盆腔检查发现。还可转移至肝脏引起占位性肿物，压迫肝胆管引起黄疸，转移至肺引起呼吸短促，胸部X线片可见转移灶。

（三）腹水和胸腔积液

晚期因腹膜和肝脏转移或门静脉被癌肿阻塞引起腹水。转移至胸膜可引起胸腔积液。腹水和胸腔积液多为血性，有时可从中找到癌细胞。X线和B超均能比较准确地发现胸、腹水。

四、肿瘤标记物

肿瘤标志物来源主要有两种，其一是肿瘤细胞分泌或脱落到体液或组织中的物质，其二是宿主对体内新生物反应而产生并分泌入体液或组织中的物质。正常时，这些物质在成人机体组织中含量极低，当含量大大超过正常值时，可提示体内有肿瘤存在，且可对肿瘤性质作出判断，有助于判断预后、指导治疗。但目前还缺乏敏感性高而特异性强的胃癌肿瘤标志物。

（一）CEA（癌胚抗原）

CEA是一种糖蛋白，存在于胚胎胃肠黏膜上皮细胞与一些恶性肿瘤细胞表面。CEA升高可见于多种肿瘤患者，其中以胃肠道肿瘤的敏感性较高。文献报道胃癌患者CEA升高比率变异很大，自8%~70%，目前普遍认为这一比率在40%~70%。CEA阳性与肿瘤浸润深度、分期和预后明显相关，并可提示远处转移。其Kim等人用放免法检测胃癌患者血清中CEA，发现术前CEA>10.0mg/L较CEA<5.0mg/L的患者有更多的浆膜侵犯和淋巴结受累，并且恶性程度高，分化差，术后生存期短。CEA可用于监测肿瘤术后复发，即胃癌术后CEA下降后再度升高提示肿瘤可能复发，且多预后不良。CEA还可与其他指标联合应用评价胃癌的化疗效果，有作者认为，CEA水平下降50%以上或降至正常范围且持续4周以上可作为治疗有效指标。

（二）CA19-9

是高分子量糖蛋白，对消化系统如胰腺癌、胃肠癌及肝胆管癌敏感性较高，其检测胃癌的阳性率为42.7%~50%，与CEA联合检测时阳性率升高达70%。CA19-9在各期胃癌患者血清中阳性率的报告差异很大，根治性手术后患者阳性率为4%，而残胃癌，无法手术切除的患者中阳性率可达64.9%。CA19-9与肿瘤大小、淋巴结转移及浸润深度相关，并可作为根治性手术后复发的早期监测指标，其阳性提示预后不良，血清中高水平的CA19-9提示胃癌患者生存期缩短。

（三）CA125

属高分子跨膜糖蛋白，是卵巢癌的特异性标志物，部分非卵巢恶性肿瘤患者血清CA125也会升高。有研究显示，胃癌患者CA125检测的阳性率可高达47%。

（四）CA50

与CA19-9相似，CA50可用于监测进展期的胃肠癌和胰腺癌，但特异性较CA19-9低。据报道，残胃癌和无法切除的胃癌患者血清中的阳性率可高达70.3%，其水平与CA19-9的水平明显相关，CA50正常者均可行手术切除，且手术效果比较理想，根治切除后CA50明显下降。

（五）其他

如CA724、CA195、CA242等均可作为胃癌患者的检测指标。

五、诊断和鉴别诊断

胃癌的诊断主要依赖胃镜加活检和X线钡餐及CT检查等。早期诊断为根治胃癌提供可能。因此，应对下列情况及早或定期进行胃镜检查：

（1）40岁以上，男性，近期内出现消化不良者，或突然出现呕血或黑粪者。

（2）考虑为良性溃疡，但实验室检查提示胃酸分泌低者。

（3）已知有慢性萎缩性胃炎，尤其是血型为A型者，伴肠化生及中到重度不典型增生者，应定期随访。

（4）胃溃疡经两个月规范内科治疗无效，X线检查显示溃疡反而增大者，应立即行胃镜检查。

（5）X线检查发现胃息肉大于2cm者，应做胃镜检查。

（6）胃切除术后10年以上，应每年定期随访。

胃癌需与胃溃疡、胃内单纯性息肉、良性肿瘤、肉瘤、胃内慢性炎症等相鉴别。鉴别诊断主要依靠X线钡餐检查、胃镜和活组织病理检查。溃疡型胃癌尤其需与良性胃溃疡相区别，恶性溃疡X线钡餐检查示龛影位于胃腔之内，边缘不整，龛影周围胃壁强直，呈结节状，向溃疡聚集的皱襞有融合中断现象；内镜下恶性溃疡形状不规则，底凹凸不平，苔污秽，边缘呈结节状隆起。

六、胃癌TNM的定义

（一）原发肿瘤（T）

1.T1

不论肿瘤大小，癌灶局限于黏膜或黏膜下层的早期胃癌。

2.T2

癌灶侵及肌层，病灶不超过一个分区的1/2。

3.T3

肿瘤侵及浆膜，或虽未侵及浆膜，但病灶已超过一个分区的1/2，未超过1个分区。

4.T4

肿瘤已穿透浆膜，或大小已超过1个分区。

5.T4a

肿瘤超过1个分区或已侵出浆膜。

6.T4b

肿瘤侵及周围脏器或革囊胃。

（二）淋巴结转移（N）

1.N0

无淋巴结转移。

2.N1

邻近癌灶部位贴近于胃壁的第1站淋巴结有转移，包括贲门右、贲门左、胃小弯、胃大弯、幽门上、幽门下以及脾门淋巴结。

3.N2

远离癌灶部位的第1站淋巴结有转移（如胃窦癌有贲门旁或脾门淋巴结转移或贲门癌有幽门上下淋巴结转移），或有胃左动脉旁、肝总动脉干、脾动脉干及十二指肠后等第2

站淋巴结的转移。

4.N3

有腹腔动脉旁、腹主动脉旁、肝十二指肠韧带周围、肠系膜根部及结肠中动脉周围的第3站淋巴结转移。

（三）远处转移（M）

1.M0

无远处转移。

2.ML

发生远处转移。

七、临床分期标准

（一）Ⅰ期

无淋巴结转移或仅有邻近第1站淋巴结转移的早期胃癌，即T1N0M0或T1N1M0。

（二）Ⅱ期

癌肿侵及肌层或浆膜层，但病变范围未超过1个分区，没有淋巴结转移或仅有邻近第1站淋巴结转移，即T2N0M0、T3N0M0、T2N1M0和T3N1M0。

（三）Ⅲ期

癌肿侵出浆膜或癌肿已经超过1个分区，无淋巴结转移或仅有邻近第1站淋巴结转移，即T4N0M0和T4N1M0；或者不论肿瘤大小，凡有远隔部位的第1站淋巴结转移或第2站淋巴结转移，即任何TN2M0。

（四）Ⅳ期

不论肿瘤大小，凡有远处转移或有肝十二指肠韧带、腹主动脉旁、肠系膜根部、结肠中动脉周围等第3站淋巴结转移，即任何TN3M0和任何T任何NM1。

八、胃癌的手术治疗

胃癌外科治疗手术无固定的手术方式，应依照肿瘤组织学、胃癌所在部位和胃癌的分期、胃癌浸润深度、淋巴结转移状况、远处转移范围和预期生存期、生活质量以及胃癌手术个体化原则，来选择手术方式。胃癌的手术治疗可选择传统的开腹手术或腹腔镜下手术。依胃切除范围可选择内镜下黏膜切除、局部胃切除和胃节段切除、近侧胃切除、远侧胃切除、全胃切除，或全胃切除+联合脏器切除；依胃切除同时清除胃周淋巴结范围可选择D1、2、3淋巴结清除的手术。目前医学界已将D2手术作为进展期胃癌系统淋巴结廓清最低限度的典型手术。D2胃切除手术成为进展期胃癌的标准术式这一观念，已渐为许多胃癌高发国家（如中国、韩国、德国、英国、意大利、荷兰等）医生所接受。长期以来我国积极推广D2胃切除术式，显著提高了胃癌的疗效。

（一）早期胃癌手术方式的选择

1963年日本早期胃癌定义为：位于黏膜或黏膜下层、不论病灶大小、有无淋巴结转移均称早期胃癌。但是术前很难确认具体胃癌病例是否已经有淋巴结转移。确立早期胃癌概念的目的主要是指这一类型的胃癌外科手术可能治愈，而不代表胃癌发生时间的早晚。日本学者复习以往治疗的大量病例发现，从早期胃癌的大小、部位、组织学类型、癌浸润深度、大体类型等特征，可以判断是否有淋巴结转移和转移的部位。黏膜内癌的淋巴结转移率为2.7%，而且转移多出现在与癌周邻近的第1站；而黏膜下癌淋巴结转移率为18.6%，淋巴结转移有时会出现在第2或第3站，直径<1cm者转移发生率4%，>4cm者转移发生率18%；胃下部癌第一站淋巴结转移率为14.5%，其所属各组淋巴结均有转移可能，第二站淋巴结转移率为6.9%。早期胃癌手术治疗方式选择以准确的手术前分期为前提，可合理缩小胃切除及淋巴结清除范围。

从胃癌的表面特征能推测出有无淋巴结转移，甚至可能推测出转移的部位，早期胃癌手术方法的选择就能迎刃而解。

目前早期胃癌的手术治疗趋势，不仅要求提高长期存活率，而且要求手术达到微创、术后恢复好，有良好的生存质量。胃癌的前哨淋巴结是指胃癌淋巴回流的第一个淋巴结、最先发生肿瘤转移的淋巴结，了解前哨淋巴结转移与否，可反映出区域性淋巴结转移的状况，对合理缩小手术范围起到了指导性作用。辨认前哨淋巴结的方法，是术中将染料吲哚菁绿注入胃浆膜下，可了解其前哨淋巴结的转移状况，在无转移的情况下，施行缩小手术是安全可行的，也可避免盲目扩大手术范围。

在不影响"根治"的前提下，施行局部切除手术，缩小胃切除及淋巴结清除范围，对于<2cm隆起型黏膜癌和<2cm隆起型黏膜下癌，选择不加淋巴结廓清旳局部胃切除，其切缘应距肿瘤3cm以上。早期胃癌的缩小手术包括内镜下黏膜切除和缩小手术A、缩小手术B。

1.内镜下根治性癌灶切除内镜下黏膜切除

（EMR）是目前治疗黏膜内癌最常用的手段，技术已较成熟，并发症发生极低。其方法是胃镜下在病灶边缘黏膜下注射含肾上腺素的生理盐水，用吸引和胶圈抓住并套扎病灶区，再电凝切除。适用于分化良好、直径2.0cm以下的黏膜内癌。内镜下黏膜剥离术（ESD）可切除的胃黏膜范围比EMR更为广泛，EMR或ESD要成为一种治愈性手术，必须达到切缘干净、无淋巴结转移，要求术前诊断准确。

2.缩小手术

日本2001年3月《胃癌治疗指南》第1版、2010年第3版提出缩小手术名称、种类和手术适应证。缩小手术是指胃切除范围缩小，占全胃的2/3、不切除大网膜，保留胃网膜囊，胃周淋巴结清除范围缩小。依胃周淋巴结清除范围将缩小手术分为缩小手术A和缩小手术B。

缩小手术A的适应证：1A期胃癌（黏膜癌、黏膜下癌，N0）中不适宜内镜下黏膜切除治疗者，或分化型、<1.5cm的黏膜下癌。其淋巴结清除范围是不论肿瘤部位，行D1、加第7组淋巴结清除，或胃远侧胃癌行D1、加7、8a淋巴清除。对于这类早期胃癌患者行D1手术的预后和D2手术比较差异无统计学意义，而D1手术的死亡率和并发症发生产率，显著低于D2手术。术后恢复和生活质量也明显好于D2手术。

缩小手术B的手术适应证为出现淋巴结转移可能性较低、不能进行内镜下黏膜切除术的黏膜下层癌，或1B期病例中的黏膜下胃癌，无淋巴结转移，或T1N1，而T1为单一病灶且>2cm。淋巴结清除范围是D1+第7、8a、9组淋巴结清除。

日本学者对早期胃癌还设计了其他缩小切除范围的手术。如胃节段性切除，是对胃体进行有限度的部分切除，适于胃体部的黏膜层肿瘤，其淋巴结清除范围限于胃周围，若肿瘤位于胃小弯侧，则应该清除胃左动脉淋巴结，亦可同时保留迷走神经分支。

缩小手术的胃切除可采用传统的开腹手术或腹腔镜下近、远侧部分胃切除、胃节段切除。为提高术后生活质量，采用保留迷走神经肝支和"鸦爪"支的保留幽门的胃切除术和保留迷走神经腹腔支的胃节段切除术，可减少术后倾倒综合征、腹泻、胆结石的发生。

有些学者对早期胃癌的缩小手术持有不同意见。首先，早期胃癌的手术治疗术式的选择应以准确的手术前分期为保证，然而即使是目前分辨很高的超声胃镜（15～20MHz）也很难达到术前分期绝对准确。其次，常规病理检测。HE染色诊断淋巴结转移阴性的早期胃癌患者，经CAM5.2单抗标记的免疫组织化学检查，胃周围淋巴结内可能存在微转移灶。Jianhui等研究79例黏膜下胃癌手术切除的1945个淋巴结，同时用常规病理检查和免疫组织化学检查，发现淋巴结转移率从13%增加至34%。有微转移的黏膜下癌5年生存率83%，较无转移的黏膜下癌的100%低。Raab等回顾性分析120例早期胃癌的手术治疗结果，只按良性溃疡行胃2/3部分切除，而不行淋巴结廓清术，按肿瘤学原则行胃大部切除或全胃切除加淋巴结廓清术，其疗效有明显差别。黏膜癌的手术切除范围不影响10年生存率，但是，对黏膜下胃癌切除加淋巴结廓清术的10年生存率优于不加淋巴结廓清的胃切除病例。因此，早期胃癌患者施行缩小手术应持谨慎态度，避免术前对癌的浸润或转移范围诊断不足，使手术范围未能超出浸润或转移范围，导致癌残留，使本来可以治愈的早期胃癌治疗丧失治愈机会。对多发癌、3cm以上的黏膜癌和黏膜下癌宜行D2手术。

3.标准D2根治术

D2根治术是胃癌的标准术式。彻底廓清第一站（N1）和第二站（N2）淋巴结的手术称为D2根治术，也广泛应用于早期胃癌的治疗。在缺乏准确分期技术的情况下，标准根治性手术仍然是早期胃癌的合理选择，超出缩小手术A或缩小手术B手术适应证以外的黏膜下层癌出现第二站淋巴结转移可能性很大。另外，如适应证是黏膜癌、非浸润性、无溃疡、无淋巴结转移、估计行胃镜下黏膜切除术有困难者，在隆起型病变直径<2.5cm，凹陷型病变直径<1.5cm也可采用D2根治术。日本胃癌学会建议的手术要点是必须在根部结

扎切断血管，相应区域淋巴结的彻底廓清。为此手术时须施行网膜囊外剥离技术，胃远侧部位癌必须将大网膜连同横结肠系膜前叶及胰腺被膜一并整块从相应的脏器t剥离，在根部结切断胃左及胃网膜右血管。小弯侧的解剖从贲门沿肝脏面切开肝胃韧带直至肝十二指肠韧带，连同前叶一并向胃侧解剖，以便能在根部结扎胃右血管及廓清贲门淋巴结群。肝总动脉干需切开包裹其外的血管神经纤维板，才可能廓清该组淋巴结群，实施D2手术。

4.腹腔镜、内镜联合腹腔镜在早期胃癌手术中的应用

1994年kitano等报告首例腹腔镜辅助远端胃切除后，腹腔镜辅助胃切除术在日本和韩国得到了蓬勃发展，越来越多的早期胃癌患者接受腹腔镜辅助胃切除术，其手术种类也日趋多样化，几乎涵盖了常见的传统手术方式。早期胃癌的腹腔镜手术有腹腔镜下胃局部切除术和腹腔镜胃癌根治术，前者包括腹腔镜下楔形切除术和腹腔镜下胃黏膜切除术。腹腔镜下胃局部切除术治疗早期胃癌的适应证是黏膜癌、非浸润性、无溃疡、无淋巴结转移、估计行胃镜下黏膜切除术有困难者，在隆起型病变直径 <2.5cm，凹陷型病变直径 <1.5cm。日本胃癌学会建议局部切除适用证是直径 <2cm的高分化黏膜层癌。腹腔镜下胃局部切除术两种术式的选择主要取决于病变部位，适用于胃后壁邻近贲门或幽门处的病灶，不论病变位于胃前壁、胃大弯、胃小弯。腹腔镜下胃黏膜切除术适用于胃后壁邻近贲门或幽门处的病灶。无论是腹腔镜下楔形切除术还是腹腔镜下胃黏膜切除术，术中一般都需要内镜下进行肿瘤定位。

早期胃癌的腹腔镜胃癌根治术涵盖了开腹手术的基本方式，适应证的选择也与开腹手术相同。胃癌根治术有3种手术方式：腹腔镜下胃切除、腹腔镜辅助胃切除术、手助腹腔镜胃切除术。根据腹腔镜淋巴结廓清范围，早期胃癌的腹腔镜胃癌根治术分为：

（1）D1式，廓清第1站淋巴结。

（2）D1 + N0.7，下部癌则为D1 + No.7、8a、9。

（3）D2式，廓清第1站淋巴结加第2站淋巴结。

直径 <2cm的分化型早期胃癌，可以通过胃镜下黏膜剥离术、联合腹腔镜淋巴结廓清术达到根治性治疗。在胃镜下黏膜剥离术切除早期胃癌病灶的同时，于切缘周围注射特殊染色剂，以标记胃淋巴结与淋巴管，然后在腹腔镜下有针对性地实施淋巴结廓清。内镜切除和腹腔镜胃切除无疑开创了治疗早期胃癌的另一种全新的手段。在根治性的前提下，最大限度地保留胃功能和良好的生活质量，是外科医生乐意接受的全新治疗方法。

（二）进展期胃癌手术治疗方式的选择

进展期胃癌应行根治性手术，其基本要求是充分切除胃癌原发病灶、转移组织器官，规范切除胃周淋巴结，即达到R0切除、A级根治程度。胃癌的分期、切胃方式和淋巴结转移状况是影响进展期胃癌预后的重要因素，尤其是淋巴结清除程度与术后生存期十分相关。

1.进展期胃癌的胃切除及胃周淋巴结清除手术方式的选择

近侧胃切除术及胃周淋巴结清除手术方式主要适用于贲门癌，但是，2009年第7版

AJCC/UICC食管癌TNM分期中弃用了贲门癌这一称谓，认为称食管胃连接部腺癌为妥。食管胃连接部腺癌依贲门齿状线分3型，Ⅰ型为远端食管腺癌；Ⅱ型为贲门齿状线上1cm处至贲门齿状线下2cm处，是真正意义上的食管胃连接部腺癌；Ⅲ型是贲门齿状线下2~5cm处的近端胃癌。食管胃连接部腺癌手术径路和食管胃切除范围仍有争议。目前较为一致的看法是：Ⅰ型经胸手术，Ⅱ型经腹或胸腹联合切口，切除距病变上缘5cm的下段食管和距病变5~6cm的近端胃或切除全胃；Ⅲ型经腹手术，切除距病变上缘5cm的下段食管和全胃。Ⅱ型和Ⅲ型食管胃连接部腺癌是否需要行全胃切除也存有争议。以前认为，全胃切除并发症多、术后生活质量差，仅当病变超过2个胃区时才考虑行全胃切除术。另外，文献报道进展期胃近端癌No.5胃癌淋巴结转移率为4.08%~10.3%，No.6%淋巴结转移率为2.9%~1.3%。因此，进展期胃近端癌手术必须清除No.5和No.6淋巴结。由于只有结扎胃右血管和胃网膜右血管，并在十二指肠球部切断，才能清除No.5和No.6淋巴结，所以进展期胃近端癌理应行全胃切除。淋巴结（N）分期是判断胃癌预后的重要指标。U1CC公布的第5、6版以及2010年新公布的第7版胃癌TNM分期中，皆以淋巴结转移数目进行N分期。只有达到一定的淋巴结检查数目，才能得出较为准确的N分期。美国2010年版胃癌指南要求，胃癌手术切除检查淋巴结数目最低不能少于15枚。近端胃切除的淋巴结切除数目小于全胃切除，较难达到这一要求。全胃切除术后反流性食管炎发病率明显低于近端胃切除术，生活质量优于后者。故当今普遍认同对于进展期Ⅱ型、Ⅲ型食管胃连接部腺癌，均应行全胃切除术。

位于胃近端的早期、局限型、未侵出浆膜的进展期胃癌，行近端胃切除术，彻底清除第一站（N1）1、2、3、4组淋巴结和第二站（N2）5、6、7、8a、9、10、11组淋巴结的D2手术。行近端胃切除、应同时加做幽门成形术，以减少术后残胃排空障碍的发生。

2.根治性远侧胃大部切除

适用于胃远端1/3和胃窦、幽门的胃癌，采用远侧胃大部切除，切除全胃的远侧2/3以上、切缘距肿瘤6cm和至少2cm十二指肠，切除转移组织器官，并彻底清除第1站（N1）和第2站（N2）胃周淋巴结的D2标准根治性远侧胃大部切除。

根据cTNM分期，Ⅱ、Ⅲa期和一少部分Ⅰb期（病灶>2cm者），以及Ⅲb期中之T3N2可获得A级根治者，行D2标准根治性远侧胃大部切除术并不增加手术并发症。

3.保留幽门的胃癌根治术（PPG）

Koyama等应用于胃中部（M区）的早期胃癌，同时廓清第1站淋巴结、但不廓清第5组淋巴结。然而一般第5组淋巴结的转移率较高。有鉴于此日本的Sawai等研究了幽门的血供发现，幽门是靠幽门下动脉供血。Sawai等对210例进展期胃癌进行腹腔动脉选择性造影发现幽门下动脉主要自胃右动脉或胃网膜右动脉发出。保留幽门的胃癌根治术中应在发出幽门下动脉的远侧结扎胃右动脉或胃网膜右动脉并廓清第5或6组淋巴结，才能符合根治手术的要求。

4.根治性全胃切除术

1897年Schlater行首例全胃切除成功。以后对消化道重建进行研究和实践，术后营养障碍等远期并发症也得到了改善。根治性全胃切除的适应证包括胃体癌、浸润性胃癌和部分胃中部胃癌均应行全胃切除。

5.联合脏器切除

胃癌联合脏器切除术是指一次手术切除邻近两个以上脏器的手术。胃癌可直接或血行转移至结肠或结肠系膜、肝脏、胰腺、大小网膜、左肾上腺。进展期胃癌行根治性手术基本要求之一，是彻底切除转移组织器官，要达到胃癌根治术R0目的。因此，一旦发现胃周围脏器有可切除癌灶时，应积极进行联合脏器切除。

（1）联合切除横结肠及横结肠系膜：胃下1/3癌侵及横结肠或侵及横结肠系膜、中结肠动、静脉，应积极施行联合切除横结肠及横结肠系膜。

（2）D2胃癌根治术加尾侧胰、脾切除术：以往认为廓清脾门淋巴结（No.10）、脾动脉周围淋巴结（No.11）需要切除脾肾韧带，在Rold被膜和肾被膜之间分离，同时切除远端胰腺和脾脏；Nakayama1956年将胰脾切除定为近端胃癌根治术的标准术式内容之一。但是，胃癌淋巴结转移与肿瘤位置和浸润深度有关，近端胃癌25%以上发生上述淋巴结转移，切除脾以利于廓清脾门和脾动脉旁淋巴结，可提高远期生存率。而远端胃癌很少发生脾门淋巴结转移，不需要为了廓清脾动脉周围和脾门淋巴结而切除脾脏。胃淋巴通路不经过胰腺实质内，淋巴结转移只局限于脾动脉周围的结缔组织，不切除胰腺和脾静脉就能廓清胰腺上缘淋巴结、脂肪组织。施行胃癌D2手术加脾切除不增加术后并发症和死亡率、不降低术后生存期。胃癌联合胰、脾切除术术后胰瘘、吻合口瘘、腹腔脓肿、术后糖尿病发生率高、死亡率高。20世纪70年代中丸山圭一等的基础临床研究结果证明胃癌除直接侵及胰腺外，无胰腺转移，还证明保胰与不保胰的D2手术疗效相同。但保胰手术并发症明显减少。现已取得共识，保胰、脾动脉加脾切除是胃上、中部癌D2清除是合理术式，只有胃癌直接侵及胰、脾或No.10、11淋巴结有严重转移，才行半胰加脾切除术。

（3）联合肝切除术：胃中部或上部、小弯侧胃前壁癌，与肝左叶贴近，局限型癌，尤其Borrmann2型癌，有较深溃疡，溃疡底反应明显，易与贴近之肝脏黏连，侵及肝脏，这种癌腹膜转移较少且晚发生，易于切除，切除后预后良好。多应用肝局部切除术或楔形切除术。胃癌肝转移比大肠癌肝转移预后差。其切除范围要根据转移灶部位、数目以及大小，行肝左外叶切除术或左半肝切除术。

（4）胃癌姑息性手术方式的选择：胃癌姑息性手术仅适用于远处转移或肿瘤侵犯重要脏器无法切除但合并出血、穿孔、梗阻等胃癌并发症者。姑息性手术以解除症状、提高生活质量为目的。胃癌姑息性手术包括两类：一是切除原发灶的手术，另一类是不切除原发灶的各种短路手术。因局部原因作姑息性切除的治疗效果最佳。Ⅲ和Ⅺ期胃癌不论淋巴结转移情况和有无肝、腹膜或远处转移，以姑息性切除治疗效果最好。

第二节 应激性溃疡

应激性溃疡（US）又称急性出血及糜烂性胃炎，近年来统称为急性胃黏膜病变（AGML），是指在应激状态下，胃和十二指肠以及偶尔在食管下端发生的黏膜糜烂和溃疡，从而引起以上消化道出血为主要临床特征的疾病，是上消化道出血最常见的原因是之一，约占上消化道出血的20%。临床主要表现是难以控制的出血，多数人发生在发病的第2~15天，其预后取决于原发疾病的严重程度。SU发病率因病因和统计方法不同，文献报道差异很大。临床研究报道，SU发生率在重型颅脑损伤后为40%~80%，脑出血后为14%~76%，脊髓损伤后为2%~20%，尸检发现中枢神经系统疾病患者SU发生率为12%，是非神经系统疾病患者的2倍。

一、病因

（一）严重全身性感染

如见于链球菌、葡萄球菌、革兰阴性杆菌和厌氧菌等所致的败血症或脓毒血症。尤其是伴感染性休克或器官衰竭时，由于组织缺血缺氧更易发生溃疡。

（二）严重烧伤

引起的急性应激性溃疡又称Curling溃疡。

（三）中枢神经系统疾病

见于脑肿瘤、颅内神经外科手术、颅内出血、中枢神经系统感染及颅脑外伤等。由此引起的溃疡又称Cushing溃疡。

（四）药物

非甾体抗感染药、某些抗生素、乙醇、激素、组织胺、胰岛素、抗凝剂、氯化钾等。这些药物有的可刺激前列腺素，抑制黏液分泌，为本病的发病诱因。

（五）食物或饮料

如辣椒、大蒜、饮酒等。

（六）精神与心理疾病

如见于严重精神病、过度抑郁、焦虑、严重心理障碍等，通过精神和心理应激引起消化道黏膜糜烂和溃疡发生。

二、发病机制

关于AGML的发病机制尚不完全明了。胃黏膜防御功能削弱与胃黏膜损伤因子作用相对增强，是SU发病的主要机制。应激可引起各种疾病和紊乱，研究证明，应激性溃疡和抑郁之间在发病和治疗的上均有相关性。用慢性抑郁应激（CSD）、慢性心理应激溃疡（CPSU）和浸水束缚应激模型在鼠进行实验。暴露CSD后动物的溃疡指数比对照组显著增高，暴露CPSU后观察抑郁样行为，对暴露CPSU的鼠用盐酸氟西汀（抗抑郁药）可显著降低溃疡指数，在CSD组用ranitidine可抑制抑郁样行为，CPSU应激后应用米非司酮结果比CPSU组溃疡指数有显著降低。但对CSD使用米非司酮与单纯对照组之间抑郁样行为无显著的不同。研究也发现，鼠暴露于CPSU或CSD慢性应激显示比对照组皮质酮的水平低。结论认为，在触发抑郁和应激溃疡性的发生中下丘脑-垂体-肾上腺轴（H.Pylo-ria）功能障碍可能起到关键作用。目前对AMGL的发病机制有以下几种认识。

（一）H^+逆扩散

H^+逆扩散是指H^+在某种因素作用下，从胃腔反流至胃黏膜的一种病理现象。试验证明，胆酸和水杨酸制剂可使H^+迅速从胃腔进入到胃黏膜内，破坏胃黏膜。积累于胃黏膜的酸性产物可以破坏毛细血管和细胞的溶酶体，导致胃黏膜充血、水肿、糜烂和出血。用电子显微镜观察发现，阿司匹林可使胃黏膜上皮细胞肿胀，细胞间的结合处裂开，胃黏膜通透性增加，胃黏膜屏障破坏，导致胃黏膜损害。

（二）胃黏膜微循环障碍

急性胃黏膜病变时常表现胃黏膜血管收缩痉挛与缺血，且溃疡好发于胃黏膜缺血区。在应激状态下，胃黏膜小动脉和毛细血管动脉收缩痉挛，导致胃黏膜缺血、缺氧，使黏膜内酸性产物增加，并损害胃黏膜。最后因酸中毒导致黏膜细胞的溶酶体酶释放，使溶酶体破裂，胃黏膜上皮细胞损伤并坏死，引起AGML。酸中毒直接使组织中的组织胺和5-羟色胺（5-HT）等血管活性物质释放，使胃黏膜内小静脉和毛细血管静脉端扩张、瘀血，加重了胃黏膜循环障碍，以致缺血加重。在应激状态下，交感神经兴奋导致黏膜血管收缩、痉挛。迷走神经兴奋时使黏膜下动、静脉短路开放，使胃黏膜下缺血进一步加剧，表现胃黏膜内毛细血管的内皮损伤，通透性增加，也可加重胃黏膜损伤。

此外，组织胺的释放以刺激胃酸-胃蛋白酶分泌增加，加重胃黏膜的损伤。由于缺血、缺氧、酸中毒和微循环障碍，激活了凝血因子导致胃黏膜血管的内凝血等一系列病理变化，引起AGML的发生。

（三）胃黏膜上皮细胞的脱落、更新和能量代谢异常

当胃黏膜表面上皮细胞脱落增加和（或）更新减少，可导致胃黏膜屏障破坏。各种应激、应用激素及尿毒症时见有胃黏膜表面上皮细胞更新减少，给予酒精、阿司匹林等药物

后，胃黏膜表面上皮细胞脱落增加，胃黏膜屏障功能紊乱，以致发生 AGML。Menguy 等发现，失血性休克鼠的急性 AGML 伴有组织中 ATP 含量显著减少。这是因为胃黏膜缺血时，由于细胞缺氧，酸性产物增加，影响了黏膜上皮细胞线粒体的功能，使 ATP 合成减少，氧化磷酸化速度减慢，细胞内的能量储备因而显著减少，导致胃黏膜损害发生。

（四）胆盐作用

胆盐能增加 H^+ 逆扩散，破坏胃黏膜屏障，并导致胃黏膜内组织胺、胃蛋白酶原和胃泌素的释放，产生自我消化，引起 AMGL。

（五）神经内分泌失调

下丘脑、室旁核和边缘系统是对应激的整合中枢，促甲状腺释放激素（TRH）、5-HTJL 茶酚胺等中枢递质参与或者介导了 SU 的发生。

发生应激情况 24~48 小时后整个胃体黏膜有 1~2mm 直径的糜烂，显微镜下可见黏膜有局限性出血和凝固性坏死。如果患者情况好转，在 3~4 天后检查 90% 患者有开始愈合的迹象。一般 10~14 天完全愈合，不留瘢痕。

三、诊断

有的急性胃黏膜病变可发生在原有慢性胃炎的基础上，这些病变常是局灶性的，且各部位的严重程度不同致使病变常不相同。因此，有学者把 AGML 分为原有慢性胃炎和原来无慢性胃炎两大类。

（一）病史

患者有上述的如服用有关药物、严重烧伤、严重外伤、大手术、肿瘤、神经精神疾病、严重感染、休克、器官衰竭等病史。

（二）临床表现

如为继发性的可有原发的临床表现型和体征。其表现依原发病不同而不同。应激性溃疡如果不引起出血，可没有临床症状，或者即使有症状也容易被应激情况本身的症状所掩盖而不能得到诊断。在应激损伤后数小时至 3 天后有 75%~100% 可发生胃黏膜糜烂或应激性溃疡，SU 的发生大多集中在原发疾病产生的 3~5 天，少数可延至 2 周。

上消化道出血是主要的临床表现，在原发病后 2 周内发生。30% 有显性出血。出血表现为呕血或黑便，一般出血量不大，呈间歇性，可自止。5%~20% 出血量大，不易控制，少数患者可大量出血或穿孔，2% 患者发生穿孔。也可出血与穿孔同时发生，严重者可导致死亡。疑有穿孔患者应立即作 X 线腹部 X 线检查，见有膈下游离气体则可确诊。其他的表现有反酸、恶心、上腹部隐痛等。

（三）急诊胃镜

急诊胃镜检查组应于24~48小时进行，是最准确的诊断手段，可明确诊断病变的性质和部位。胃镜下可见胃黏膜多发糜烂、浅表溃疡和出血等内镜下特征，好发于胃体及胃体含壁细胞的泌酸部位，胃窦部甚为少见，仅在病情发展或恶化时才偶尔累及胃窦部。病变常在48小时以后很快消失，不留瘢痕。若出血量大，镜下看不清楚，可以作选择性动脉造影。

（四）钡餐X线检查

一般不宜进行急诊钡剂上消化道X线检查，同时因病灶过浅，钡剂X线检查常阴性，没有诊断价值。

（五）腹部B超和（或）CT检查

一般不用，但检查对鉴别诊断有重要价值。

四、鉴别诊断

（一）消化性溃疡

慢性消化性溃疡一般有节律性、周期性上腹痛、反酸、烧心史。内镜下慢性溃疡常较局限、边界清楚、底部有较厚白苔，周边黏膜皱襞向溃疡聚集，幽门、十二指肠变形等现象。

（二）Mollory-Weiss综合征

Mollory-Weiss综合征是由于胃内压力突然升高伴剧烈呕吐而引起食管贲门黏膜撕裂出血，常于酗酒后引起。严重上消化道出血个别的病例可发生失血性休克。急诊胃镜应在出血后24~48小时进行，可见胃与食管交界处黏膜撕裂，与胃、食管纵轴相平行。因撕裂黏膜迅速愈合，超过48小时后镜下可无黏膜撕裂发现。

（三）胃癌伴出血

胃癌早期可无症状，或有上腹部不适、进行性食欲缺乏、体重减轻和上腹部痛，用抑酸剂效果不显著。并发出血者少见。多见于中老年患者。胃镜检查可见隆起病变，表面不光滑污秽，可伴溃疡和出血，胃壁僵硬，蠕动差。

（四）食管静脉曲张破裂出血

食管静脉曲张破裂出血是肝硬化门脉高压的严重并发症，可有病毒性肝炎或饮酒史，静脉曲张破裂出血可反复发生，突然呕血或黑便，大量出血时常伴有失血性休克发生。患者常呈肝病面容，腹腔积液常见，伴有黄疸、蜘蛛痣和皮肤色素沉着。实验室检查可有肝功能异常，低蛋白血症和凝血异常。

五、治疗

应激性溃疡出血常病情凶险，必须高度警惕，及早治疗。由于患者全身情况较差，不能耐受手术，加以术后再出血发生率高，所以多先内科治疗，无效时才考虑治疗。有报道，在ICU病房中合并应激性溃疡出血的患者病死率高达70%~80%，但大多不是死于消化道出血而是原发病，未合并消化道出血的病死率仅5%~20%。

因此，应加强对原发病的治疗。下面重点介绍并发出血的治疗。

（一）治疗原发病

祛除病因，积极治疗创伤、感染、精神心理疾病、烧伤等引起应激状态的原发病停用加重胃黏膜损伤的药物。适当应用抗生素控制感染。

（二）出血量的估计

精确了解出血量的多少有时很困难。患者或家属提供的病史对于估计失血量常不正确。脉搏和血压的变化有助于出血量的估计，但它们与血容量之间的关系不大。失血量因失血速度而异，临床症状轻重有所不同。少量出血可无症状，或有头晕乏力，明显出血常出现呕血（或）便血，大量出血可见面色苍白、四肢厥冷，甚至晕倒，这是血容量不足、外周灌流减少所致。握拳掌上皱纹苍白，提示血容量丢失达50%。Tudhope发现，收缩压低于100mmHg时有血容量减少，但收缩压高于100mmHg并不能排除大量血容量的耗空。已往健康无贫血史，血红蛋白低于120g/L，提示约有50%以上的红细胞丢失，临床上有皮肤与口唇苍白、口干、出汗等表现。失血患者脉搏增加20次/min，血压下降10mmHg，则说明失血量已达1000mL。失血量有时亦可从患者平卧、站立、倾斜试验得到估计。失血量与症状之间的关系见表2-1。尿量少于30mL/h，提示有30%以上的细胞外液丢失。

表2-1　失血量与症状之间的关系

失血量（mL）	血压（mmHg）	脉搏（次/分钟）	症状
<500	正常	正常	头晕乏力
800~1000	<100	>100	头晕、面色苍白、口渴、冷汗
>1500	<80	>100	四肢冷厥、神志恍惚或昏迷

判定失血量最有效的方法是中心静脉压（CVP）测定。测定CVP有助于了解血容量和心、肺功能情况，可鉴别是由急性循环衰竭、血容量不足还是心功能不全引起的，并可指导液体补充，若CVP较低，可能是脱水或血容量不足，CVP升高则可能是肾衰竭，必须限制输液。

根据临床症状，将出血分为三类：

1.轻度（Ⅰ°）

有呕血或便血、无休克，血压、心率等稳定，可有头晕，血红蛋白无变化，出血量约为体重的10%以下（500mL）。

2.中度（Ⅱ°）

血压下降，收缩压90~100mmHg，脉压差小，心率100~120次/分钟，出冷汗、皮肤苍白、尿少。血红蛋白70~100g/L。出血量为体重的25%~35%（1250~1750mL）。

3.重度（Ⅲ°）

收缩压常在60~0mmHg，心率>130次/分钟，血红蛋白低于70g/L。有四肢冷厥、出冷汗、尿少或无尿发生等表现或心率、血压不稳定，或暂时稳定，短期内有再出血。出血量约为全身总量的50%以上（>2500mL）。

患者出血后，血红蛋白于6~48小时后下降，2~6周恢复正常，血小板1小时内增加，网织红细胞24小时内增加，4~7天达最高值。血中尿素氮上消化道出血时数小时增加10.7~14.3mmol/L，24~48小时达高峰，肾功能常需3~4天方可恢复正常。

（三）一般治疗

1.饮食

出血患者住院后应禁食20~48小时，因空腹增强胃的收缩，因此长期禁食并无益处。同时插胃管行持续抽吸，待抽吸已无血，病情又稳定后可开始给予少量流质饮食，以后视病情逐渐增加，以后过渡到半流质饮食、普通饮食。

2.卧床休息，保持镇静

发生消化道出血后，患者有精神过度紧张，或有恐慌心理，应给患者做好解释工作，一般不用镇静剂。有的患者表现烦躁不安，往往是血容量不足的表现，适当加速输血和精神上得到安慰之后往往可消除。消化道出血后由于85%患者于48小时内止血，因此卧床休息2~3天后如无再出血则可开始活动，以减少血栓栓塞和血管闭塞发生。目前不主张头低位，以免影响呼吸功能，宜采用平卧并将下肢抬高。

3.吸氧

消化道大出血者多有低氧血症存在，后者又是诱发出血的因素，应及时给予吸氧。

4.加强护理，严密观察病情

及时了解呕血及黑便量、注意精神神志变化、每小时测呼吸、脉搏、血压1次，注意肢体温度变化及记录每小时尿量等。

5.迅速补充血容量

应迅速建立静脉通路，快速补液，输注血浆及其代用品。

（四）输血

一般少量出血不必输血，脉搏>120次/分钟，收缩压<80mmHg，红细胞压积35%以下，血红蛋白<82g/L为输血的指征。尽量输新鲜血，少用库存血。自20世纪80年代开始

用成分输血，更适应疾病的需要，消化道出血患者多输红细胞。输血量依病情而定，合并心功能不全时，原则上输血量以每日不超过300~350mL为宜，输血的速度应慢，以<1.5mL/（kg·min）为宜。进行成分输血，有助于控制总输血量，尤其是老年患者应避免增加心肺和循环负担，以免加重心功能不全。

（五）止血剂的应用

1.纠正凝血因子异常

如有凝血因子异常，可用新鲜冷冻血浆或凝血酶复合物（PPSB）。也可用冻干健康人血浆，目前临床应用的为凝血酶原复合物浓缩剂（PCC）。PCC含凝血因子Ⅱ（凝血酶原）、Ⅶ、Ⅸ和Ⅹ。用于重型肝炎、肝硬化有凝血因子缺乏的患者，有良好的止血作用。

2.孟氏溶液胃管内注入

为一种碱式硫酸铁溶液，它具有强力的收敛作用，从而能使血液凝固。经胃管注入10%孟氏液10~15mL，如1次收敛不显著，可于4~6小时后重复应用。本品在出血创面上能形成一层黑色的牢固附着的收敛膜，从而达到止血目的。口服本品时对口腔黏膜刺激大，故临床上已很少应用。

3.去甲基肾上腺素

去甲基肾上腺素用于胃内或腹腔内，经门脉系统吸收，能使门脉系统收缩，减少血流，达到减少出血或止血作用。去甲基肾上腺素还可使局部胃黏膜血流减少，胃酸分泌减少，但不影响黏液的分泌量。其作用与切除迷走神经相似。肝脏每分钟可破坏1mL去甲基肾上腺素，药物通过肝脏后大都遭破坏，因此，从门脉系统吸收的去甲基肾上腺素对全身血压无明显影响。其控制上消化道出血的机制是：高浓度去甲基肾上腺素可使胃肠道出血区域小动脉强烈收缩而达到止血。口服或胃管内注入或腹腔内注射可使内脏区小动脉广泛收缩，从而降低内脏区血流量50%左右。常用去甲基肾上腺素4~8mg加生理盐水100mL灌入胃内，根据病情4~12小时重复一次，或用去甲肾上腺素2mg加400mL冷开水口服，对溃疡出血有一定疗效。Leveen等提倡用16mg加生理盐水200mL灌入胃内。腹腔内用法为去甲基肾上腺素10mg加生理盐水20~40mL注入或8mg注入腹腔积液中。经临床试用，腹腔内注入8mg去甲基肾上腺素后可引起一时性血压升高，减慢输入率后可恢复。由于使用后产生胃肠道缺血过重可能引起黏膜坏死，因此，对腹腔有黏连者、高血压、年老有动脉硬化的患者不宜应用。去甲基肾上腺素治疗只能作为不能手术或无手术指征病例的一种主要治疗措施，或作为紧急过渡性措施，把急诊手术转为择期手术。

（六）抑制胃酸分泌

1.生长抑素

生长抑素是一种内源性胃肠肽，能抑制胃酸分泌，保护胃黏膜，抑制生长激素和胃肠胰内分泌物激素的病理学性分泌过多，并有效地抑制胃蛋白质酶的释放。生长抑素能抑制胃泌素、胰高糖素、内皮素、P物质、白三烯等激素的分泌。能抑制胃动素分泌、减少胃蠕动，使内脏血流减少。同时可促进溃疡出血处血小板的凝聚和血块收缩而止血。

2.施他宁

施他宁也是一种人工合成的14肽，其结构和生物效应与天然的生长抑素相同。

施他宁的药理作用：

（1）抑制由试验餐和五肽胃泌素刺激的胃酸分泌，并抑制胃泌素和胃蛋白酶释放。

（2）减少内脏血流。

（3）抑制胰、胆囊和小肠的分泌。

（4）胰内的细胞保护作用。

3.善得定

善得定是一种人工合成八肽，且有与天然生长抑素相似的作用。善得定对胰腺炎也有显著的疗效。

生长抑素和施他宁的用法为：首先静脉推注50pg，然后250~500μg/h持续静脉滴注，直到出血停止后再维持1~3天。奥曲肽100μg静脉注射，然后25~50μg/d静脉滴注。

4.质子抑制剂

（1）奥美拉唑（omeprazole，洛赛克，losec）：洛赛克与H+-K+-ATP酶结合，抑制胃酸分泌；增加胃黏膜血流量，保护黏膜。首剂80mg静脉推注，1次/天，连用5天，

（2）达克普隆（takepron或兰索拉唑，lansoprazole）：为第二代质子泵抑制剂。30mg，1~2次/天。

（3）潘托拉唾（pantoprazole）：40mg，2次/天，静脉滴注或口服。

（4）雷贝拉唑（rabeprazole，波利特，瑞波特）：通常成人10mg，2次/天，病情较重者20mg，2次/天。

（5）埃索米拉挫（esomeprazole，耐信）：20mg，2次/天，病情好转后改为20mg，1次/天。

（七）内镜治疗

消化道出血时内镜止血治疗可降低出血所致病死率，明显减少再出血率、输血量、急诊手术等。

1.局部喷射药物止血

（1）去甲基肾上腺素加冰盐水或使局部血管强烈收缩，减少血液而止血：常用去甲基肾上腺素8mg加入100mL4°~6°冰盐水，在胃镜直视下喷射，治疗有效率为86.2%。

（2）孟氏液：主要成分为碱性硫酸铁[Fe4（OH）2（S04）5]，为具有强烈收敛作用的三价铁，通过促进血栓形成和血液凝固，平滑肌收缩、血管闭塞，并在出血创面形成一层棕黑色保护膜而起止血作用。常用5%~10%孟氏液10~15mL经胃管注入或在胃镜直视下喷洒。

（3）凝血酶：能直接作用于凝血过程的第三阶段，促使血液的纤维蛋白原迅速生成纤维蛋白凝块，堵塞出血点而达到止血目的。常用1000U局部喷射。

（4）纤维蛋白酶：常用30000U溶于生理盐水30mL中喷射，对出血量＜1000mL者有效率为93.3%。

2.经内镜局部注射止血

（1）纯酒精注射止血：无水酒精可使组织脱水固定，使血管固定收缩，血管壁变性坏死，血栓形成而止血。采用99.5%医用酒精结核菌素注射器和内镜专用注射针，先以无水酒精冲洗注射针，排尽注射器导管内空气，再于内镜下在出血的血管周围1~2mm注射3~4处，每处注入无水酒精0.1~0.2mL，穿刺深度约3mm。如果裸露血管很粗，出血量大，可于血管断端直接注射1~2次，每次0.1~0.2mL。

（2）经内镜注射肾上腺素、高渗盐水混合溶液止血：肾上腺素有强力收缩血管作用，高渗盐水可使注射处组织水肿，血管壁纤维变性，血管腔内血栓形成而止血。

A液：2.5M　NaCl　20mL+肾上腺素1mg

B液：蒸馏水20mL+肾上腺素1mg

A液：B液为1：3。适用于出血性溃疡伴基底明显纤维化、瘢痕组织形成时，每处注射1mL，共3~4处，总量不超过5mL。

3.经内镜激光止血

目前临床应用的有氢离子激光和钇铝石榴石（Na-YAG）激光两种。功率高（60~100W）、穿透力强，激光能穿透组织与动脉深达5mm。因此止血效果好。将激光纤维放置于距病灶1cm处，在病灶周围每次脉冲或照射0.5~1.0秒，然后照射出血血管，一般止血需6~8次照射。

4.经内镜电凝治疗

应用高频电的热效应使组织蛋白变性而止血。通过内镜活检孔置入电凝探头，电流通过探头产生热能，此高温足以使组织变性发白、血液凝固，主要适用于溃疡病出血。把电极尖接触出血病灶，用脚踏开关按通电凝电极，电凝数次，直至局部发白为止。

5.经内镜微波止血

微波可使血管内皮细胞损伤，血管壁肿胀、血管腔变小、血管痉挛，形成血栓以达到止血。使用圆珠形电极输出功率40W时，通电时间3~10秒，而针形电机输出功率40W时，通电时间10~15秒。该法设备简单，操作容易，完全可靠，患者痛苦小。

6.热电极止血

主要构造为一中空铝制圆柱体，内芯有线圈，顶端表面涂有聚四氯乙烯层。通过铝制圆柱体将热传导组织表面，起到止血和组织凝固作用，通过内镜的活检孔道将加热电极插入消化管腔，通常设定温度为140~150℃，每次使用的能量为3.6千卡，持续1秒。

7.经内镜钳夹止血

即通过内镜放置金属夹，对出血少动脉进行钳夹止血。

8.冷冻止血

即迅速降温，使局部组织坏死凝固达到止血。冷却剂用液氮或液体二氧化碳。冷却剂可使探头末端温度降至-63℃，当接触黏膜组织后，出血部位冰冻发白，几小时后局部组织坏死，1~3天后坏死完成形成溃疡，3~4周后溃疡愈合。

（八）手术治疗

经上述各项治疗仍持续大量出血或反复大量出血，在6~8小时输血600~800mL仍不能维持血压稳定者，合并穿孔或腹膜炎者应及时去手术室治疗。手术时根据患者情况，尽可能采用最简单最迅速的手术方式，以挽救生命。行局部止血、迷走神经切断加胃窦切除为常用术式。此类患者多数病情危重，全身情况差，应尽可能做好术前准备，但有时情况又十分危急，因此，把握好手术时机非常重要。手术后再出血也时有发生，应提高警惕。

第三节　小肠克罗恩病

一、概述

克罗恩病（CD）1932年首先由Crohn报告，旧称克隆病、局限性回肠炎、节段性肠炎、肉芽肿性小肠或结肠炎等称谓，1973年世界卫生组织科学组织委员会正式命名为克罗恩病。是一种原因不明的非特异性肠道炎性疾病。本病与慢性非特异性溃疡性结肠炎统称为炎症性肠病（IBD）。

本病分布于世界各地，在欧美国家常见，发病率和患病率分别为5/10万和50/10万。我国发病率较低，近10余年来由于人群饮食结构的改变，尤其是食物中脂肪及蛋白成分比例的提高，克罗恩病有逐年增加的趋势。据报道，日本的CD患者以年15%的惊人速度增加。CD可发生于任何年龄，但青壮年占半数以上。男女发病有差异。国外报道男女发病率相近或女多于男。而国内组均男多于女[（1.2~1.6）：1]。

克罗恩病可发生于消化道任何部位，但以回肠末端与邻近右侧结肠为最多见，约超过半数，主要在回肠，少数见于空肠。局限在结肠者约占10%，以右半结肠为多见，但可涉及阑尾、直肠、肛门。病变在口腔、食管、胃、十二指肠者少见。

肠道病变呈节段性分布，病变肠段与正常肠区界限分明。为肠壁全层性增生性炎症，早期黏膜充血水肿，淋巴结肿大。肠黏膜面有多数匐行沟槽样或裂隙状纵形溃疡，可穿孔引起局部脓肿，甚至穿透到其他肠段、器官、腹壁形成内瘘或外瘘。有时见铺路卵石状假息肉形成。受累肠段因浆膜有纤维素性渗出，常和邻近肠段、其他器官或腹壁黏连。结节样非干酪性肉芽肿形成，使肠壁增厚，肠管局部狭窄，导致肠梗阻、继发性小肠吸收不良等并发症。

二、发病机制

有关克罗恩病的发病机制目前普遍认为，克罗恩病的起因是有遗传易感宿主，对肠道微生物产生了不恰当的炎症反应。遗传因素在宿主–微生物相互作用的过程中起到重要作用。

（一）先天性免疫反应性基因与克罗恩病

1.NOD2与克罗恩病

NOD2是细胞内传感器的编码基因。NOD2是一个认知受体类型（PRR），可认知细菌细胞壁成分胞壁酰基二肽（MDP），MDP与NOD2结合后，激活炎症前细胞途径，主要调节核因子–KB（NF-κB）。上皮细胞、帕内特（Panth）细胞、巨噬细胞、树突细胞和内皮细胞均表达NOD2。NOD2蛋白被细菌肽聚糖活化后，可激活核因子κB和有丝分裂原激活蛋白（MAP）激酶的信号传导途径，这可导致细胞因子，如TNFJL-1和抗微生物肽的生成。缺乏NOD2的小鼠不发生肠道炎症，在人也是如此。内毒素增加CD患者黏膜固有层NOD2变异，引起NF-κB激活增加。研究证明，细菌在肠腔易位和（或）细菌产物进入肠黏膜可增加NOD2变异引起炎症前信号级联的高度激活。新近报告，识别NOD2受体调节人FOXP3+T细胞存活，在Fas丰富的环境中可保护对抗死亡受体介导的凋亡。

2.自噬基因与克罗恩病

近年研究自噬基因（ATG16L1）的等位基因变异可能伴有CD。自噬作用是清除细胞内成分（包括细胞器、凋亡小体和微生物）的一种机制。Cheng等报告指出，ATG16L T300A多态性（M241889的等位基因多态性）可伴有CD。自噬基因在CD发病机制上比UC更为重要。

（二）T细胞耐受性改变与炎症性肠病

天然的免疫细胞（中性粒细胞、巨噬细胞、树突细胞和自然杀伤T细胞）能识别普通微生物模式的受体（模式识别受体），这与适应性免疫系统受体的抗原特异性识别不同。肠道上皮表达各种天然免疫受体（Toll样受体、树突细胞受体、T细胞受体、巨噬细胞受体等），这些受体介导着对肠腔微生物丛的防御功能，同时也调节上皮细胞和抗原提呈细胞，以诱导出维持肠道免疫内环境稳定的耐受机制。派尔集合淋巴结、肠系膜集合淋巴结和固有层中的抑制性细胞因子IL-10和TGF0都涉及肠道的T细胞耐受。通过TGFp和视黄醛的作用，调节性T细胞可在派尔集合淋巴结、肠系膜集合淋巴结中分化。当调节T细胞发生过程和功能的缺陷，或小鼠反应的改变，可以导致肠道炎症发生。在IL-10缺乏的小鼠可自行发生结肠炎。另有报道，IL-10与UC之间也存在遗传学相关性。

肠道树突细胞（DCs）在调节耐受和免疫之间的平衡上发挥轴心作用。CDs启动调节T细胞反应，由单核细胞衍生的炎症性DCs表达E-钙黏着蛋白，E-钙黏着蛋白阳性的DCs大量在肠系膜淋巴结和结肠蓄积，同时也看到Toll样受体也有很高的表达，激活后产生致结肠炎细胞因子，如IL-6、IL-23，重要性在于适应性E-钙黏着蛋白进入T细胞并在免疫缺陷的宿主贮存，增加肠Th17免疫反应引起结肠炎加剧。研究肯定了单核细胞衍生的炎症性DC是与肠炎的发生密切相关。

（三）T细胞亚型与炎症性肠病

T细胞（Th1、Th2、Th17）之间保持体内平衡。效应丁细胞亚群（Th1、Th2、Th17细胞）对防御病原体和避免肠道微生物丛过多地进入组织至关重要，这些细胞与调节性CD4+的扩增和过度活化，可导致肠道炎症。小鼠和人类的炎症性肠病研究显示，肠道CD4+T细胞亚群失调与IBD的发病机制有关。

FOXP3（人叉头蛋白P3）是CD4+T细胞的亚群，与炎症的发生有关。IBD炎症发生是CD4+T调节细胞（Treg）和炎症前Th17细胞之间体内稳定丧失所致。在IBD患者的周围血调节T细胞减少，Th17细胞增加，Treg/Th17比率显著降低，IBD患者肠黏膜FOXP3、IL-17α、IL-1β、IL-6的表达增高。

Ahmed等首次报告在炎症性肠病时CD24上调，且刺激细胞能动性和集落形成。这可能受Wnt信号调节，导致集落形成能力和细胞移动增加。活动性CD时周围血单核细胞CD16+显著增加，并导致黏膜炎症细胞浸润。

（四）细胞因子与炎症性肠病

有许多细胞因子参与IBD的发病机制，其中IL-23、IL-21、IL-33相互间关系较多。活动性炎症性肠病时天然免疫细胞和适应性免疫细胞（B细胞和T细胞）在固有层大量浸润。肠道黏膜中这些细胞的数量增加和活化，提高了局部TNFα、IL-1B、IL-6、IL-12、IL-23、IFNγ、IL-23-Th17途径细胞因子的水平增高。IL-23由抗原呈递细胞分泌（由亚单位P19和P40组成）。IL-23与IL-23受体复合物的结合引起Janus相关激酶（JAK2）-信号转导和转录激活（STAT3）的活化，从而调节转录活化。IL-23导致Th17细胞增生和（或）生存，TNF（配体）超家族成员15（TNFS15）可增强IL-23的作用。IL-23还通过Th17依赖性途径引起肠道炎症。在UC时IL-23特异性增加。它来自结肠上皮下肌成纤维细胞的衍生。1L-1B、TNFα可显著增加IL-33 mRNA和蛋白表达，后者又受P42/44丝裂原激活蛋白激酶介导。IL-23在UC的发病上发挥重要作用。新近报告，CD时CTLA4（细胞毒T淋巴细胞抗原4）变异可由于IL-23R和NOD2相互作用引起。

IL-21有调节T细胞和B细胞功能，调节免疫和非免疫细胞活性，但IL-21产生过多可引起免疫炎症发生。新近一个报告提出IL-21抵抗感染症性肠病、免疫反应组织损伤。

Toll样受体（TLR4）特异的调节表皮生长因子相关的生长因子，Epiregulin（EPI，表皮调节素）和Amphiregulin（AR，双调蛋白，角化细胞内分泌因子）是表皮生长因子的受体配体。AR是表皮生长因子家族新基因，是一种含844个氨基酸多肽的糖蛋白。TLR4调节EP1和AR表达，通过AR表达激活EGFR（表皮生长因子受体），引起肠上皮细胞（ICF）增生。在黏膜损伤反应时TLR4也调节GDFR配体的表达。最近报告，高加索人TLR4、D299G和T399I多态性是伴有发生CD和UC的危险性增加。

新近报告，IFNγ、IL-12水平在IBD时增加。IFNγ在IBD发病机制上的作用是通过NO途径发挥轴心的作用。磷酸肌醇-3激酶亚单位δp110（P13Kδp110）缺乏的小鼠导致巨噬细胞功能改变，在 P13K δp110 巨噬细胞，见到 Toll 样受体信号增大和缺乏细菌活力。P13K δp110 有牢固黏膜稳定性作用。野生型鼠结肠 P13K δp110 表达显著上调，与肠细菌的引人，和 IL-10 一起发生严重的结肠炎。

过氧化物酶体增生因子活化受体 γ2（PPAR γ2）突变可引起溃疡性结肠炎。IBD 时对固有菌丛获得耐受与保护免疫反应之间体内稳定遭到破坏，PPAR7 像是肠炎症反应的调节者，加上 Toll 样受体（TLR-4）调节 PPAR7 在结肠上皮细胞的表达，TLRs 与 PPAR γ 功能失衡可能引起 IBD 的开始，且一些基因多态性可导致对 IBD 的易感性。研究结果 UC 患者显示 PPAR γPro 12 Ala 突变后，在病变黏膜发现 PPAR γ mRNA 表达损害，伴有 MyD88（髓样分化因子88）、TLR4，5，9、NF-κBP65（核因子 κb P65）和 TNF αmRNA 水平上调。PPAR γPro 12 Ala 流行率 UC 比 CD 和正常对照组高。最后认为，TLRs 和 PPAR γ 之间失衡通过肠菌反应引起结肠炎。

近年发现，基质金属蛋白酶（MMPs）水平的改变与 UC 的发生有相关性。MMP-7 和 MMP-13 主要来自内皮细胞和白细胞，UC 患者的炎症细胞和内皮细胞有 MMP-7 和 MMP-13 的表达增加，MMP-28 减少，提示结肠炎伴有上皮破坏和隐窝结构消失。

在小鼠的试验模型 P120 连环素（catenin）对维持黏膜屏障功能和肠体内稳定状况具有重要作用。当 P120 连环素丢失，新生儿的黏膜上皮屏障被破坏，嗜中性粒细胞显著增高导致肠炎发生。

（五）基因组与炎症性肠病

UC 是消化道一个慢性、复发性炎症疾病，有复杂的基因和环境病原学。Mc、Goven 等收集 2693 例 UC 和 6791 对照组，发现基因变异潜在发生溃疡性结肠炎的危险。59 个 SNPs（单核苷酸多肽）从 14 个独立的部位获得显著相关性，$P < 10-5$，其中 7 个部位有过多的基因组（$P < 5 \times 10-8$）。2009 例 UC 和 1580 对照组检验后，P120 连环素 13 个部位肯定与 UC 有显著相关性（$P < 5 \times 10-8$），包括免疫球蛋白受体基因（FCGR2A，Fey 受体 II a 基因）、5p15、2p16 和 0RMDL3（orosomucoidl-like3，血清类黏蛋白3）。新近证实，染色体 7q22（809799）和染色体 22q13（IL17REL）与 UC 有相关性。在新西兰人群发现 PTPN2（酪氨酸磷酸化酶非受体2型基因）与 CD 相关。PTPN2 基因变异引起 CD 的发生。

（六）结语

越来越多的证据表明，炎症性肠病的发病机制与遗传、免疫和感染等因素有关，尽管近几年来做了大量的研究，然而大部分仍是在动物模型中进行，在人体内研究者较少。今后应对 IBD 的发病机制在广度和深度上作进一步系统深入的研究，从发病机制中探讨 IBD 的治疗策略，有望能改善 IBD 的预后。

三、临床表现与诊断标准

（一）临床表现

1.起病和病程

起病缓慢，病程较长，反复发作，活动期与缓解期交替，后期进行性发展。少数起病急或为潜隐性急性发作，酷似急性阑尾炎、急性病肠梗阻等急腹症。

2.胃肠道表现

（1）腹痛：常位于右下腹或脐周，可于餐后发生，一般为痉挛性阵痛，伴肠鸣音增多，排便后暂时缓解。当炎症波及腹膜或有腹腔脓肿形成时，可出现持续性疼痛。如发生穿孔、肠梗阻并发症时则可出现持续性剧痛、腹胀、恶心、呕吐，出现腹膜炎的症状和体征，严重者可有水电和酸碱平衡失调，甚至发生休克。少数急性回肠炎伴肠系膜淋巴结炎者，颇似急性阑尾炎，应做好鉴别，以免误诊。

（2）腹泻：先为间歇性，后为持续增长性。粪便糊状，次数不等，如累及结肠可有黏液脓血便。极少患者无腹泻。

（3）瘘管形成：溃疡穿孔至其他肠段、肠系膜、膀胱、阴道等，则形成内瘘；穿至腹壁或肛门可形成外瘘，出现相应表现，易并发感染。

（4）腹部肿块：CD时腹部摸及肿块者较少见。多为痛性包块，由肠黏连、肠壁与肠系膜增厚、肠系膜淋巴结肿大、内瘘或局部脓肿形成等引起。以右下腹、脐周多见，边缘不清，质中等，固定，有压痛。

3.全身及肠外表现

急性期常有低-中等度发热，严重急性发作、穿孔、腹膜炎等时可有弛张高热伴中毒症状。病程长而严重者，出现贫血、消瘦、低蛋白血症、水电解质失衡等表现。少数患者可出现结节性红斑、关节炎、虹膜睫状体炎、慢性活动性肝炎和肝脾大等肠外免疫异常表现，个别患者可有杵状指。

4.实验室检查

（1）血液检查：常见贫血，白细胞增多，血沉加快。严重者血清 α_2 球蛋白增高，血清清蛋白、钾、钠、钙等均降低，凝血酶原时间延长。病变活动者，血清溶菌酶浓度增高，部分患者血清抗结肠上皮抗体阳性。CD4+细胞增多，CD8+细胞减少，CD4+/CD8+比值增高。

（2）粪便检查：隐血常阳性；有吸收不良现象表现者，粪中脂肪含量增加；病变累及左半结肠、直肠者，粪便可有黏液、脓细胞和红细胞。

5.影像学检查

（1）X线小肠钡灌：采用经导管直接灌注法。注入甲基纤维素混合悬钡溶液或稀钡混悬液，必要时再注入空气。正常表现为连续柱状，肠壁光滑。充盈良好的肠腔宽度不超过4cm，肠壁厚度不超过2mm。空肠黏膜皱襞较回肠密集。

小肠Crohn病的早期X线表现为小肠黏膜皱襞增粗。病变发展，小肠黏膜皱襞的纵形裂隙状的溃疡形成，肠腔内出现在小息肉样或卵石样充盈缺损。病变后期，肠腔不规则狭窄。并发症包括瘘管、脓肿形成以及肠梗阻等。

（2）小肠CT诊断：小肠CT检查的口服对比剂分为阳性、阴性和中性三种。水是一种简便、患者乐于接受的中性对比剂，若配合CT增强检查，肠壁和肠系膜血管显示清晰。CT小肠灌注检查常用的对比剂是0.5%甲基纤维素水溶液或1%稀钡混悬液。

小肠CT检查先作常规平扫，随后进行多期动态增强扫描，并在感兴趣区采用高分辨率薄层扫描（5mm层厚）。若肠壁厚度达到或超过4mm则有肠壁增厚。小肠系膜淋巴结直径一般不超过5mm，空回肠神经束呈圆形、卵圆形或短管状。

Crohn病的早期小肠黏膜改变在CT上难以显示。多病灶严重病例，肠壁增厚呈节段性、跳跃式分布，肠腔狭窄变形甚至消失。CT增强扫描浆膜内环和浆膜外环明显强化，呈"靶征"或"双晕征"。肠壁或肠周血管聚集扩张，呈"木梳状"。

（3）小肠MRI检查：小肠Crohn病的MRI表现主要包括肠壁增厚、异常强化和肠周改变。增厚的肠壁表现为"靶征"。增过日子的肠壁内多发等信号小结节为"肉芽肿征"。Crohn病的特征性透壁异常在小肠灌肠true-FISP（真实稳态进动快速成像）序列上清晰显示。MRI对评估Crohn病的活动性具有很大价值。

6.结肠镜检查

病变呈节段性分布，黏膜充血、水肿、口疮样圆形或线样溃疡，或较深的纵形列沟，皱襞增厚，黏膜结节样或卵石样隆起，肠壁僵硬，肠管狭窄等改变。病变肠段之间的肠管黏膜正常，界线分明。黏膜活检有非干酪性结节性肉芽肿改变，据此可得到确诊。

（二）诊断与诊断标准

克罗恩病时腹痛是一个重要的症状表现。其特点为：

（1）腹痛特征：多数病例有腹痛呈慢性反复发作性疼痛，出现持续性腹痛和明显压痛，提示炎症波及腹膜或腹腔内脓肿形成。

（2）腹痛部位与病变部位相对应，克罗恩病超过半数发生在回肠末端与邻近右结肠，因此多数患者疼痛部位多在右下腹部，若病变发生在食管或胃则可为胸骨后痛或上腹部痛，若病变发生在空肠或结肠则可有上腹部、中腹部或下腹部疼痛不等。

（3）疼痛的性质：腹痛的发生可能与肠内容物通过炎症、狭窄肠段，引起局部痉挛有关。腹痛亦可由不完全性或完全性肠梗阻引起。痉挛性疼痛可于餐后发生，一般为痉挛性阵痛，伴肠鸣音增多，排便后暂时缓解。如发生穿孔、肠梗阻并发者，则可出现持续性剧痛。一般克罗恩病肠腔狭窄引起单纯性机械性肠梗阻，常为阵发性剧烈绞痛，系由肠梗阻以上部位的肠管剧烈蠕动所致。

临床上引起腹痛疾病很多，因此单靠腹痛不能对克罗恩病做出诊断，必须结合其他临床表现，如腹泻、腹部肿块、瘘管形成、肛门直肠脓肿形成及肛裂，此外可有发热、营养障碍、体重下降等全身症状及肠外表现，如关节炎、结节性红斑、坏疽性脓皮病、口腔黏膜溃疡、虹膜睫状体炎、硬化性胆管炎、慢性肝炎等，根据以上表现为诊断提供依据。X线检查和结肠镜检查具有辅助诊断价值。

1.诊断标准

中华医学会消化病学分会炎症性肠病协作组于2007年提出克罗恩病诊断标准，今介绍如下。

（1）临床表现：慢性起病、反复发作的右下腹或脐周腹痛、腹泻，可伴腹部肿块、肠梗阻、肠瘘、肛门病变反复口腔溃疡，以及发热、贫血、体重下降、发育迟缓等全身症状。阳性CD家族史有助于诊断。

（2）影像学检查：胃肠钡剂造影，必要时结合钡剂灌肠。可见多发性、跳跃性病变，呈节段性炎症伴僵硬、狭窄、裂隙状溃疡、瘘管、假息肉及鹅卵石样改变等。腹部B超、CT、MRI可显示肠壁增厚、腹腔或盆腔脓肿、包块等。

（3）结肠镜检查：结肠镜末端回肠。可见节段性、非对称性黏膜炎症、纵向或阿弗他溃疡、鹅卵石样改变，可有肠腔狭窄和肠壁僵硬等。胶囊内镜发现小肠病变，特别是早期损害意义重大。双气囊小肠镜可取活检。如有上消化道症状应做胃镜检查。超声内镜有助于确定范围和深度，发现腹腔内肿块或脓肿。

（4）活组织检查：内镜活检最好包括炎症与非炎症区域，以确定炎症是否节段性分布，每个人有病变的部位至少取2块组织。病变部位较典型的改变有非干酪性肉芽肿、阿弗他溃疡或裂隙状溃疡、固有膜慢性炎性细胞浸润、固有膜底部和黏膜下层淋巴细胞聚集，黏膜下层增宽、淋巴细胞管扩张及神经节炎，而隐窝结构大多正常，杯状细胞不减少。

（5）切除标本：可见肠管局限性病变、节段性损害、鹅卵石样外观、肠腔狭窄、肠壁僵硬等特征，镜下除以上病变外，病变肠段可见透壁性炎症、肠壁水肿、纤维化以及系膜脂肪包绕等改变，局部淋巴结可有肉芽肿形成。

在排除肠结核、阿米巴痢疾、耶尔森菌感染等慢性肠道感染、肠道淋巴细胞瘤、憩室炎、缺血性肠炎、白塞病以及UC等基础上，可按下列标准诊断：

①具备上述临床表现者可临床疑诊，安排进一步检查。

②同时具备（1）和（2）或（3）特征者，临床可疑诊为本病。

③如再加上（4）或（5）项病理检查，发现非干酪性肉芽肿与其他1项典型表现或无肉芽肿而具备上述3项典型组织学改变者，可以确诊，即临床拟诊，病理确认。

④在排除上述疾病之后，亦可按WHO标准结合临床、X线、内镜和病理检查结果推荐的6个诊断要点进行诊断。

⑤初发病例、临床与影像或内镜及活检改变难以确诊时，随访观察3~6个月。如与肠结核混淆不清者按肠结核做诊断性治疗4~8周，以观后效。

近年提出一些新的诊断试验，包括：

（1）neoptein检测：为一种分泌型蛋白，可反映CD的活动度，neoptein由巨噬细胞分泌。巨噬细胞必须在特异性的、与CD免疫相关的T淋巴细胞作用下被激活，方能分泌

neoptein，因此认为是与CD活动相关的标志物。

（2）英夫利昔单抗：是抗肿瘤坏死因子（TNF-α）抗体，因此可用于判断IBD的活动度。

（3）抗酿酒酵母抗体（ANCA）：为一种抗多聚糖抗体，对CD特异性高，达90%，敏感性56%。

（4）抗中性粒细胞浆抗体（ASCA）：也是常用的鉴别诊断指标，但在我国检测IBD敏感性等方面均逊于国外。

（5）其他抗多聚糖抗原决定簇抗体：ALCA、ACCA、AMAC，对CD特异性均在82%以上，采用EUSA方法进行检测。

（6）ASLA和ANCA抗体组合：可提高诊断价值。

2.诊断内容

诊断成立后，诊断内容应包括临床类型、严重程度、病变范围、肠外表现和并发症，以利全面估计病情和预后，制订治疗方案。

（1）临床类型：可参考疾病的主要临床表现做出。按2005年蒙特利尔世界胃肠病大会CD分类分为狭窄型、穿通型和非狭窄非穿通型（炎症型）。

（2）严重程度：CD的严重度可参考消息临床表现做出。无全身症状、腹部压痛、包块与梗阻者定为轻度；明显腹痛、腹泻及全身症状与并发症定为重度；介于其间者定为中度。CD活动指数（CDAI）可正确估计病情及评价疗效。临床上采用较为简便实用的Harvey和Bradshow标准（简化CDAI）（表2-2）。

表2-2　简化CDAI计算法

观察项目	记分方法
一般情况	0良好；1稍差；2差；3不良；4极差
腹痛	0无；1轻；2中；3重
腹泻	稀便每日1次计1分
腹块（医师认定）	0无；1可疑；2确定；　3伴触痛
并发症（关节痛、虹膜炎、结节性红斑、坏疽性脓皮病、阿弗他溃疡、裂沟、新瘘管及脓肿等）	每个1分

<4分为缓解期；5~8分为中度活动期分以上为重度活动期。

（3）病变范围：参考影像及内镜结果确定，如肠道病变者可分为小肠型、结肠型、回结肠型。

（4）肠外表现及并发症：肠外可有口、眼、关节、皮肤、泌尿及肝胆等系统受累，并发症可有肠梗阻、瘘管、炎性包块或脓肿、出血、肠穿孔等。

3.疗效标准

（1）临床缓解：治疗后临床症状消失，X线或结肠镜检查炎症趋于稳定。

（2）有效：治疗后临床症状减轻，X线或结肠镜炎症减轻。

（3）无效：治疗后临床症状、X线、内镜及病理检查无改善。

四、鉴别诊断

克罗恩病诊断时应与引起腹痛、腹泻、发热、体重下降和瘘管形成的疾病进行鉴别。

(一) 肠结核

肠结核与克罗恩病好发部位一致，临床表现相似，并发症相仿，且X线表现、肠镜检查也很相似，故需很好鉴别。肠结核患者常有结核病史，尤其是肺结核，有结核中毒症状，如乏力、下午发热、食欲减退，且抗结核治疗有效。如有肠瘘、肠壁或器官脓肿、肛门直肠周围病变、活动性便血、肠穿孔等并发症或病变切除后复发等，应多考虑克罗恩病。两者鉴别见表2-3。

表2-3　克罗恩病与肠结核的鉴别

鉴别要点	克罗恩病	肠结核
结核病史	无	常有
发病机制	与感染、免疫、遗传有关	结核杆菌感染引起渗出、干酪样坏死及增生性组织反应
结核中毒表现	无	常有
病理	非特异性炎症、黏膜下水肿、肠腔非干酪性肉芽肿性炎症，黏膜肌层出现裂隙和破裂、肠黏膜面纵形溃疡，无干酪样坏死	干酪坏死性肉芽肿或溃疡形成、病变组织渗出、增生、干酪样坏死，病变呈节段性分布
抗酸杆菌	无	有
结核菌素试验	(−)	(+)
瘘管形成	可有	少见
肛门直肠脓肿	可有	无
形成与肛裂		
抗结核治疗	无效	有效
腹外合并疾病		
(慢性肝炎、硬化性胆管炎、关节炎等)	可有	无

(二) 急性阑尾炎或慢性阑尾炎急性发作

需与CD起病或慢性活动期患者相鉴别。阑尾炎一般腹泻少见，主要为麦氏点压痛，腰大肌征、闭孔内肌征 (+)，压痛及反跳痛明显，发病急、病程短、发热、白细胞总数及中性白细胞均增加。鉴别有困难时应剖腹探查。

(三) 小肠恶性淋巴瘤

原发性小肠淋巴瘤指发生于淋巴结外的肠道原发性恶性淋巴瘤，来源于肠壁黏膜下淋巴组织。原发性小肠淋巴瘤占原发性胃肠道淋巴瘤的20%~30%，可发生于任何年龄，以成年人多见，男性多于女性，好发于回肠（60%~65%），其次是空肠（20%~25%），十二指肠（6%~8%），其他（8%~9%）。其临床表现缺乏特异性，常以腹痛为主要表现，可伴有腹部不适、腹胀、腹部包块、出血、肠穿孔、恶心、呕吐、腹泻、黑便等其他表现，也可伴有发热、消瘦、食欲下降等全身症状。胃肠道黏膜相关淋巴组织（MALT）淋巴瘤现已证实其发生与幽门螺杆菌感染密切相关。90%以上的胃MALT淋巴瘤的胃黏膜中找到幽门螺杆菌，此类患者根除Hp后肿瘤可治愈。

（四）溃疡性结肠炎（UC）

CD和UC统称为炎症性肠病，病理与发病机制相似，有人认为是一种疾病的不同表现。结肠镜和X线检查具有重要鉴别诊断价值（表2-4）。

表2-4 克罗恩病与溃疡性结肠炎的鉴别

鉴别点	克罗恩病	溃疡性结肠炎
发热	常见	不常见
便血	少见	极常见
腹泻	较少	常见
腹痛	痉挛性、肠梗阻时为持续性剧痛	有疼痛便意便后缓解规律 中毒性巨结肠或累及腹膜时剧痛
肿块	常见	无
瘘管形成	常见	极少见
肠穿孔	常见，为局限性穿孔	少见，多与中毒性巨结肠扩张有关
中毒性巨结肠	罕见	可有，发生率2.5%~15%
肠梗阻	常见	罕见
黏液脓血便	少见	有，常见
癌变	一般无	可有
病理	肠壁全层炎，呈节段性跳跃式分布，病变肠段之间黏膜正常，常见非干酪性肉芽肿，隐窝脓肿少见。病变之间黏膜增生呈卵石样，一般不癌变	弥散性炎症，病变为连续性，溃疡浅，多累及黏膜及黏膜下层，无干酪性肉芽肿，隐窝脓肿常见。炎症性假性息肉可癌变，杯状细胞减少
结肠镜		
直肠受累	少见	绝大多数受累
肠腔狭窄	多见，偏心性	少见，中心性
病变特征	纵形或匐形溃疡或卵石样改变	浅溃疡，黏膜充血水肿

（五）盲肠或右半结肠癌

均有腹痛、腹泻或黏液便，但盲肠或右半结肠癌患者年龄多较大，多在40岁以上；腹泻多不明显；进展较快；腹块硬，有结节感；X线钡灌肠见钡剂充盈缺损，病变肠壁僵硬，结肠袋不规则或消失，肠壁狭窄或扩张，结肠镜见息肉样病变呈卵圆形，表面有浅表溃疡，浸润型肿瘤侵及肠管全圈，使局部肠壁增厚，形成环状狭窄。根据以上特征与CD鉴别并不困难，如为结肠、盲肠癌肿块活检可确诊。

（六）急性出血性坏死性肠炎

急性出血坏死性肠炎是小肠的节段性出血坏死性炎症，起病急骤、病情重，与CD的鉴别要点见表2-5。

表2-5　急性克罗恩病与急性出血性坏死性肠炎的鉴别

鉴别点	急性克罗恩病	急性出血性坏死性肠炎
病因	可能与感染、免疫、遗传因素有关	C型产气荚膜杆菌感染、胰蛋白酶减少或活性降低、饮食不当、变态反应
发病季节	无季节性	夏秋季多见
发病	较急	骤急
腹痛	多为痉挛性、多在右下腹	常为并发症状、疼痛位于脐部、左腹、右腹或全腹，为阵发性绞痛
腹泻、便血	少见	腹痛发生后发生腹泻，3-7次/天，20余次，血水样便、高粱米泔水样便、果酱样便，可有严重出血
休克、高热、昏迷、抽搐	一般无	常见
腹部体征	右下腹压痛一般无反跳痛	腹部胀满、脐周、上腹或全腹压痛，麻痹性肠梗阻时肠鸣音减弱
病理	肠壁全层炎，呈节段性跳跃式分布，常见非干酪性肉芽肿	主要为肠壁小动脉内类纤维蛋白沉着，血栓形成造成小肠坏死出血。黏膜水肿、片状出血、溃疡形成

（七）缺血性肠炎

主要与急性CD或CD急性发作鉴别，缺血性肠炎以缺血性结肠炎为最多见，多因肠系膜动脉狭窄或闭塞、非闭塞性肠动脉缺血等原因引起。多发生在60岁以上的患者，以往无结肠疾病史，而突然出现急腹症表现、发病骤急，来势凶猛，表现腹痛、腹泻及便血、出血量少，疼痛常发作急骤，为痉挛性，多局限于左下腹，迅速发生脓毒症，休克的临床表现。X线钡灌肠指压征或假瘤征，是本病的典型表现。发病72小时以内结肠镜见黏膜充血水肿，多见散在出血点、浅溃疡，这些改变与CD迥然不同。非闭塞性肠系膜动脉缺血（低流量综合征）多因冠心病、心肌病、心律失常或低血溶性休克所致，因此已往史了解，对缺血性肠炎诊断有帮助。

五、治疗

（一）营养治疗

CD患者摄入不足，肠道吸收障碍、丢失增加等均造成营养不良，进而影响药物治疗效果。因此加强营养、纠正代谢紊乱、改善贫血和低蛋白血症具有积极治疗价值。宜进食高营养、多维生素易消化食物。完全胃肠外营养（TPN）仅用于严重营养不良、肠瘘及短肠综合征患者。既能纠正CD患者的各种营养不良，又可使肠道完全休息，有助于病灶修复。在有并发症的重症CD患者，TPN的效果更加明显，但应用时间不宜太长。长期TPN，可引起胃肠绒毛萎缩，胃肠道功能衰退。从TPN过渡到肠内营养必须逐步进行，大致可分为四个阶段：

（1）肠外营养与管饲结合。

（2）单纯管饲。

（3）管饲与经口摄食结合。

（4）正常膳。

TPN不能骤然停止，宜逐渐经过肠内营养以使残余肠道细胞得到再生及适应。当患者开始耐受肠内喂养，先采用低浓度、缓速输注要素膳或非要素膳，监测水、电解质平衡及营养素摄入量（包括肠外与肠内的），以后逐渐增加肠内量而降低肠外量，直至完全撤销TPN，进而将管饲与经口摄食结合，最后至正常膳。此外，还可常有铁、叶酸、维生素B12和其他维生素和微量元素缺乏，也应适当给予补充。

（二）药物治疗

1.氨基水杨酸制剂

（1）水杨酸偶氮磺胺吡啶（SASP）：本品系因毒副反应大，已较少使用。

（2）5-ASA缓释剂：5-ASA是SASP在结肠分解后产生的发挥治疗作用的成分，故目前正研究多种5-ASA新制剂，即5-ASA的各种控释、缓释制剂、pH依赖制剂以各种载体取代磺胺的制剂，都是为了加强局部抗感染效果、减少不良反应。常用的口服制剂有：

（1）美沙拉：又称艾迪沙，为丙烯酸树脂膜包裹的5-ASA微粒压片，在pH>6时溶解，使5-ASA在末端回肠及结肠中缓慢释放，800mg相当于ASAP1.5~2.0g。不良反应少，可有头痛、恶心、呕吐。

（2）颇得斯安：系5-ASA微颗粒，包以半渗透性的乙基纤维素，对结肠病变疗效尤佳，3次/天，每次0.5g，是另一种缓慢释放形式的5-ASA，1.5g相当于SASP3g。

（3）奥柳氮：其结构中由重氮键取代磺胺吡啶，并结合两分子5-ASA，药物到达结肠后在肠菌的重氮还原酶作用下，破坏重氮键分解出5-ASA，因此，该药在结肠中产生很高浓度的5-ASA，疗效确切。

（4）肠炎复：750mg相当于SASP1.5-2.0g，也是5-ASA缓释剂。

（5）Claveral：5-ASA和碳酸钠、甘油混合成片，外包树脂，作用介于颇得斯安和第二代新型ASA制剂Acacol之间。

（6）Acacol，5-ASA包以树脂。

（7）巴柳氮（balsalazide）：balsalazide则是一种将5-ASA以重氮基连接在不起作用的携带物上的化合物，这种新的5-ASA化合物同样需要经细菌的偶氮基还原酶降解，方可释放出5-ASA。口服5-ASA的不良反应主要为水样腹泻，罕见的不良反应有胰腺炎、心包炎、脱发、肾毒性。

另外，采用5-ASA肛栓剂或灌肠用药，也可提高直肠和远端结肠内药物浓度，并维持较长时间，明显提高了疗效，而全身不良反应轻微，且发生率明显降低。其不良反应主要为肛门刺激症状。肛栓剂用法为0.2~1.0g塞入肛门，2~3次/天，对阿司匹林过敏者避免使用。

SASP和新型5-ASA制剂除口服外，可作灌肠或滴注（如SASP 2g或Pentasa 1g）。

水杨酸也可和其他药物（肾上腺皮质激素等）联合或前后使用。

2.肾上腺皮质激素的应用

对中-重度CD有效，活动性CD治疗反应率>75%，因其能降低毛细血管通透性，稳定细胞及溶酶体膜，调节免疫功能，减少白烯、前列腺素和血栓素等炎性递质生成，具抗感染、抗毒等作用，目前仍是控制克罗恩病最有效的药物。用于急性发作或症状重的患者，大多可使症状明显减轻，病情好转。常予以口服或静脉注射，也可用于保留灌肠。重症病例静脉用药过渡到口服，口服过渡到氨基水杨酸类药物时宜有一段重叠时间，以防疾病复发。常用药物：

（1）泼尼松龙30~60mg，10~14天，有75%~90%病例症状缓解，以后减量以5~15mg/d维持，维持剂量因人而异。

（2）6-甲基泼尼松龙龙开始给48mg/d，逐渐减至12mg/d，先后2年。

（3）氢化可的松200~400mg/d或ACTH40~60pg/d，静脉滴注，14天后口服泼尼松龙维持，也有每日分次静脉滴注64mg泼尼松龙龙-21-磷酸盐。重症时1g/d，冲击，用于不能耐受口服的患者。

皮质类同醇药物对急性活动期克罗恩病有效，但对静止期无效，亦不能预防复发。有些外科切除病灶的病例，不论有无残留病变，每日给以7.5mg泼尼松龙，前后3年。

直肠病变则宜直肠保留灌肠或滴注，如倍他米松（5mg）或氢化可的松琥珀酸盐（20~100mg），灌肠时此类激素尚可与SASP，锡类散等药物合并使用。此外，尚有用泼尼松龙龙和氢化可的松半琥珀酸盐作肛栓者。克罗恩病使用肾上腺皮质激素时应警惕紧急外科并发症，防止肠穿孔，大出血和继发感染发生。

布地奈德是一种糖皮质激素，因其针对CD的好发部位，在回肠和右半结肠缓慢释放，且因其能迅速在肝脏内失活，故虽有很强的肠道内抗感染作用，全身激素样不良反应却很少。

3.免疫调节剂

对肾上腺皮质激素与水杨酸类药物无效者，可使用硫唑嘌呤、6-巯基嘌呤（6-MP）、甲氨蝶呤和环孢素A等。

（1）硫唑嘌呤和6-巯基嘌呤（6-MP）：主要用于对类固醇有依赖性和静止的CD患者，新近报告对活动性CD也有疗效。硫唑嘌呤迅速吸收且置换为6-MP，然后代谢为作用终末产物，硫代次类核苷抑制核苷酸合成和细胞增生，这些药物也改变免疫反应途径，抑制自然杀伤细胞活性和抑制细胞毒细胞功能。硫唑嘌呤剂量为$2.0\sim2.5$mg/（kg·d），6-MP $1.0\sim1.5$mg/（kg·d），分2次口服。4个月后56%患者有治疗反应，应用$1\sim3$年缓解率为$56\%\sim84\%$。虽CD患者对硫唑嘌呤和6-MP常能耐受，但确实不良反应大，有报告92%患者有白细胞减少。$3\%\sim5\%$患者于治疗的几周内发生胰腺炎，药物撤除后迅速消失。其他毒副反应尚有恶心、发热、皮疹、肝炎和骨髓抑制。过去认为长期用药可致癌，新近研究认为硫唑嘌呤、6-MP长期治疗并无致癌的危险性增加。

（2）甲氨蝶呤（MTX）：MTX抑制二氢叶酸还原酶引起DNA合成受损，IL-1产生减少，T细胞吞噬作用降低。可用于短期及长期治疗对肾上腺皮质激素产生抵抗和依赖的克罗恩病患者，每周25mg肌内注射或皮下注射可使肾上腺皮质激素完全停药，治疗至16周时39%患者病情缓解维持。治疗的毒副反应有粒细胞缺乏，肝纤维化、恶心、呕吐、腹泻，过敏性肺炎发生率低，联合应用叶酸可使反应减少。MTX可致畸胎和流产，因此妊娠妇女禁用。

（3）环孢素A（CSA）：CSA可改变免疫炎症级联放大，有力的抑制T细胞介导反应，抑制Th细胞产生IL-2，降低细胞毒细胞的募集反应，阻止其他细胞因子，包括IL-3、IL-4、IFN-γ和TNF-α的释放，与硫唑嘌呤、6-MP、MTX相比较，CSA开始作用比较迅速，适用于病情较重或对类固醇有抵抗的CD患者。常用量CSA4mg/（kg·d），口服$5.0\sim7.5$mg/（kg·d）ASA对瘘管形成患者静脉内注射4mg/（kg·d）平均7.9天可获疗效，慢性活动性CD口服CSA7.5mg/（kg·d）治疗有效。口服5mg/（kg·d）可预防CD复发。治疗的毒副反应有高血压、齿龈增生、多毛症、感觉异常、震颤、头痛和电解质异常，肾毒性是CSA的重要首发症，一旦发生应减量或停药。偶有并发癫痫。机会感染如卡氏肺孢子虫肺炎也偶见。

类似CAS新制剂他克莫司（tarcrolim US，FK506）对儿童难治性IBD及成人广泛小肠病变患者治疗有效，且不良反应很小。另一新制剂吗替麦考酚酸酯（骁悉）可抑制淋巴细胞中肌苷单磷酸，从而抑制具有细胞毒性的T细胞增生及B细胞抗体产生。1g，2次/d，可改善CD症状，耐受性较好，还可减少肾上腺皮质激素的用量。

4.细胞因子和细胞因子拮抗剂

目前抗TNF-α抗体、IL-2抗体、抗CS4抗体、IL-10及白细胞去除疗法等已在国内开始试用于临床，并取得了一些令人振奋的结果。重组抗TNF单克隆抗体（商品名为inf-lixmab，或称remicade）一般剂量为5mg/kg，单次注射，可使难治性克罗恩病缓解4个月。Inflixmab起效快，通常2周内就发挥作用，单次治疗后可持续30周。但是大多数患者在抗体从血清中消失即$8\sim12$周后复发。每隔8周输注inflixmab可以维持疗效并达到1年缓解。

inflixmab是唯一能迅速控制克罗恩病瘘管的药物，但是连续3次输注（0周、2周、6周）的效果不理想。复发的中数时间为12周。临床试验inflixmab治疗克罗恩病相当安全，最常见的副反应包括轻微的头痛、呕吐、上呼吸道感染和急性的输液反应。用inflixmab治疗过的患者中大约13%会发生inflixmab抗体，即HACA（人类抗嵌合性抗体）。目前认为这些抗体的产生可能与输液反应有关。

人体化的抗TNFα单克隆抗体CDP57I已开始在克罗恩病患者中研究试用，其他TNF抑制性治疗，包括核因子κB（NFκB）反义寡核苷酸P65，亦已开始在克罗恩病患者中研究试用。

5.抗生素类药物

虽然感染病因学说至今未被证实，但近年来甲硝唑治疗克罗恩病肛周和结肠病变取得很大成功。其作用机制可能与甲硝唑能对抗厌氧菌，且具有人体免疫调节作用有关。甲硝唑已是治疗克罗恩病性结肠炎、小肠炎、肛周疾病的一线用药，并能预防术后复发。常用剂量为10~20mg/（kg·d），疗程一般在2个月以上。国内多家报道，用甲硝唑口服或灌肠均收到较好效果。不良反应有胃肠功能紊乱和周围神经病变等。广谱抗生素氨苄西林4~8g/d，适用于出现并发症或病情严重时，近年提倡应用。喹诺酮类抗生素如环丙沙星、氧氟沙星等，可单用或与甲硝唑联用。抗菌药物可与皮质类固醇或硫唑嘌呤合用。

6.肠道菌群调整

已表明调整肠道菌群，可有益于IBD的治疗。促生疗法现已认为是21世纪的一种治疗IBD的概念，即通过口服Nissle株大肠埃希菌来预防克罗恩病和溃疡性结肠炎的复发。最近，有研究进一步表明，某些乳酸杆菌株可通过上调肠道IgA及抗感染细胞因子（IL-6，IL-10）的分泌而发挥保护性免疫调节作用，已用于慢性IBD患者的治疗。亦有使用多种促生态制剂（乳酸杆菌、双歧杆菌）缓解疾病发作的报道。

7.奥曲肽及其类似物

vapreotide、P物质拮抗剂及利多卡因胶灌肠剂通过影响肠血管通透性、肠道分泌，直接作用于免疫活性细胞，改变细胞因子释放或激活和促使肥大细胞脱颗粒反应，对IBD发挥治疗作用。

8.中医中药

在CD的治疗中显示其独有的魅力中医已形成初步的独特理论体系，报道的有效治疗方法逾百种，亟待进一步筛选、总结和推广。

CD患者药物治疗的选择见表2-6。

表2-6 CD患者药物治疗的选择

疾病程度及情况	选择药物
轻度	SASP或5-ASA、口服氨基水杨酸、甲硝唑或环丙沙星、布地奈德
中度	SASP或5-ASA、口服皮质类固醇（布地奈德）、硫唑嘌呤或多或少-MP
重度	infliximab、全身使用皮质类固醇、静脉或皮下应用甲氨蝶呤
难治性	静脉内使用infliximab

疾病程度及情况	选择药物
肛周疾病	口服抗生素（甲硝唑或环丙沙星）静脉内使用 infliximab、口服硫唑嘌呤或6-MP
缓解	口服皮质类固醇、SASP 或 5-ASA 或甲硝唑、口服硫唑嘌呤或6-MP

（三）活动性克罗恩病的内科治疗

1.根据疾病部位和活动度来考虑用药

（1）如为轻度活动性局灶性回盲部 CD：首选布地奈德9mg/d（2a，B），5-ASA 益处有限（1a，B），不推荐使用抗生素（1b，A）。一些轻症患者无须治疗（5，D）。

（2）中度活动性局灶性回盲部 CD：首选布地奈德9mg/d（1a，A）。或全身肾上腺皮质激素治疗（1a，A），如果怀疑出现脓毒血症，可加用抗生素（5，D）

（3）重度活动性局灶性回盲部 CD：首选全身皮质激素（1a，A），对于复发病例，应加用硫唑嘌呤或6-MP（1a，B），如果患者不能耐受，可考虑甲氨蝶呤（1a，B），对皮质激素或免疫调节剂难治性或不能耐受的患者，可加用 infliximab（1b，A），也可考虑外科手术治疗。

（4）广泛性小肠 CD：中、重度小肠 CD 采用全身皮质激素（1a，B），推荐使用硫唑嘌呤或6-MP，若患者不能耐受，可考虑用甲氨蝶呤（1b，B），同时给予营养支持（4，C）。如果治疗失败，加用 infliximab（1b，B），也可考虑外科手术治疗。

2.对皮质激素依赖性、难治性治疗

（1）皮质激素依赖性 CD：可采用硫唑嘌呤或6-MP（1a，A），如果患者不能耐受或无效，可用甲氨蝶呤，如果上述治疗失败，加用 infliximab（1a，A），也可考虑外科手术治疗。

（2）皮质激素难治性 CD：采用硫唑嘌呤或6-MP（1a，B）。如果患者不能耐受或无效，考虑用甲氨蝶呤（1b，B）。如果免疫调节剂治疗失败，或需要快速获得缓解，可加用 infliximab（1b，B），也可采用手术治疗。

3.药物诱导缓解后的治疗

infliximab 治疗获得缓解后，硫唑嘌呤，6-硫基嘌呤或甲氨蝶呤均可用于维持治疗（2a，B）如果上述治疗失败，可考虑采用 infliximab 定期输注维持治疗（1b，B），对局限性病变应考虑外科手术治疗（4，D）。应用 5-ASA 获得缓解的患者应完全缓解后持续用药2年停药（5，D），对广泛性结肠炎患者，应考虑长期治疗以降低结肠癌发生的危险性（4，D），应用硫唑嘌呤维持治疗的患者，应于完全缓解后4年停药（2b，C）。

4.治疗复发患者的治疗

（1）局灶性回盲部 CD 复发：如果患者复发，应加强维持治疗，可考虑手术治疗，皮质激素不应用于维持缓解。

（2）广泛性 CD 复发：推荐用硫唑嘌呤维持缓解。

（3）复发前用硫唑嘌呤或6-MP 治疗患者的处理：复发时应加大硫唑嘌呤或6-MP 的

剂量，前者为＞2.5mg/（kg·d），后者＞1.5mg/（kg·d），对局灶性病变应考虑外科手术治疗。

证据级别分：1，2，3，4，5级，每1级又分a，b二级，如1a，2b。

推荐级别分：A，B，C，D　4级。

（四）手术治疗

1.适应

目前内外科医生已达到共识：外科治疗不能改变CD的基本病程，仅适用于其他疗法无效的并发症和多次复发者。适应证主要包括：

（1）肠狭窄、肠梗阻。

（2）腹腔脓肿及炎性包块。

（3）下消化道大出血。

（4）疑有癌变。

（5）腹壁肠瘘或肠内瘘。

（6）急性腹痛诊断不明时应行探查手术。

（7）并发肠穿孔。

（8）积极内科治疗效果差者有相对适应证。

（9）肛门部有病变。

2.手术方式选择

（1）肠梗阻：主要手术方式有3种：

①病变肠段切除术：切除范围应包括近侧正常肠管5~15cm，因术后吻合口瘘和复发多在近端肠管。对于小肠多发病灶，既可分段切除又可整段切除，但应注意保留正常小肠不少于1.5m，以免发生术后短肠综合征。

②病变肠段旷置转流术：如因黏连或炎症（除有困难时）可将病变肠段旷置、行捷径转流术。为防止盲袢综合征，切断梗阻近端正常肠管后，断端与结肠端侧吻合，再将远侧断端缝闭。以根据患者情况，再决定是否做Ⅱ期手术。

③病变肠段狭窄成形术：十二指肠的CD采用狭窄成形术的疗效不如转流。Raebler应用布地缩松和硫唑嘌呤联合内镜下球状扩张可提高缓解狭窄的长期疗效。

（2）腹腔脓肿及炎性肿块：对于腹部包块首先要通过X线钡剂造影或B超、CT检查，以判断是否有肿块。继发于CD的脓肿多可经皮穿刺置管引流治疗。行手术治疗时，为避免切口直接与脓腔相通而引起切口裂开和外瘘，一般主张作肿块对侧腹部切口，进入腹腔后找出脓腔的两端肠管再作短路手术，注意封闭输入肠袢远侧断端，术后脓肿有可能缩小或愈合。对脓肿较大、中毒症状明显者，可在短路手术的同时行脓肿引流，引流应避开切口，在脓腔表面腹壁另作小切口。

（3）出血：需要反复输血的肠道出血占2%~3%。可在出血时行选择性肠系膜血管插管造影，以明确出血部位，用药物灌注或栓塞治疗多能止血。无效时应急诊手术切除出血病变肠段，行肠吻合术。

高新技术的发展使CD的手术治疗步入微创近10多年来，腹腔镜和吻合器的广泛应用，CD外科治疗有很大发展，在治疗观念上有较多的更新。腹腔镜或在腹腔镜协助下已可完成CD的：

（1）暂时性或永久性回肠造口转流。

（2）狭窄肠段成形。

（3）回盲部切除。

（4）肠段切除吻合等，同时并不增加术后并发症和复发率。

第四节　肠扭转

肠管沿其系膜纵轴发生扭转，使肠管发生扭曲，血运障碍而出现肠梗阻征象者称为肠扭转。多发生于小肠、乙状结肠与盲肠。发病率约占肠梗阻的15%，其中小肠扭转为肠扭转总数的80%。

一、病因与发病机制

（一）解剖因素

当一段游离肠袢的两端固定，其间的距离较短，肠系膜较长，使这一段肠轴相对不稳定，则易于发生肠扭转。如先天性中肠旋转不全，肠系膜未与后腹膜固定，小肠悬挂于系膜上均可能发生小肠扭转。盲肠、升结肠系膜未与后腹膜融合固定，形成可移动性盲肠；乙状结肠过长而其系膜根部较窄也很易发生扭转。

（二）物理因素

如饱餐后大量的食物突然涌入肠袢内或肠腔内积存有大量的粪便、蛔虫团，或肠管上有大的肿瘤、憩室、先天性巨结肠等都可使肠袢的重量大大增加，从而可诱发肠扭转的发生。

（三）机械因素

强烈的肠蠕动或体位的突然改变可引起或加重肠扭转的作用。尤其是剧烈的反常蠕动，也是导致肠扭转的因素之一。

肠袢发生扭转后，一般说肠袢短小的扭转较易出现肠梗阻。肠袢较长的则在扭转180°以上才会造成肠梗阻。肠管扭转，肠系膜也随之扭转，系膜血管发生扭转受压，影响血运，形成绞窄性肠梗阻。因扭转后的肠袢两端受压，形成闭袢性肠梗阻，肠腔内积气积液，高度膨胀，很易致肠坏死、穿孔以及腹膜炎。

二、临床表现

肠扭转既是闭袢性梗阻又是绞窄性梗阻，发病往往急骤，腹痛剧烈，腹胀明显。病程发展快，早期即可出现休克。临床上常见到小肠、乙状结肠和盲肠为肠扭转的3个好发部位，其中小肠扭转最为常见。

小肠扭转可发生在任何年龄，以青壮年多见。儿童多为肠道及系膜发育畸形所致，成年人则多继发于肠道某些病理改变的基础上。如手术后的局限性黏连、系膜肿瘤、系膜过长等。扭转多为顺时针方向，并多超过270°。早期腹部轻压痛，可无肌紧张及反跳痛。腹部存有不对称膨胀或局限性肠袢扩张。随着病情的进展，腹胀加剧、压痛及肌紧张出现，腹腔渗液增加，进而出现休克。X线检查，小肠全扭转时仅见十二指肠膨胀，小肠少量积气，偶有小液平。部分扭转者，早期X线检查可无任何异常发现，必要时应反复检查或口服碘水造影以确诊梗阻的存在。有时可见不随体位移动的长液平、假瘤征和"咖啡豆"征等腹部CT小肠双期三维成像对小肠扭转的诊断效果甚佳。

乙状结肠扭转临床上可见到两种类型。一种发作急骤，腹部剧烈绞痛、呕吐，腹部有压痛、肌紧张等，可早期出现休克。另一种较多见，发病比较缓慢，多见于老年男性，经常有便秘，往往过去有类似发作史，主要症状是腹部持续胀痛，呕吐不多，患者有下坠感，但无排便排气。腹部高度膨隆，且不对称，腹膜刺激征不明显。X线检查可见巨大的双腔充气肠袢自盆腔达膈下。立位时可见到两个大液平面。晚期近端结肠也逐渐充气扩张。小剂量钡剂灌肠可发现钡剂受阻，其尖端呈锥形或"鸟嘴形"。

三、诊断与鉴别诊断

肠扭转的诊断要点为：

（1）有不恰当的剧烈活动或体位改变，尤其是餐后很快参加剧烈运动或劳动。腹部突然发生剧烈的绞痛，且多位于小腹部。腹痛可放射至腰背，伴有频繁的呕吐。

（2）全小肠扭转，气胀限于胃、十二指肠，扭转的小肠则无胀气。部分肠扭转，则被扭转的小肠高度膨胀，腹部可见局限性膨隆。

（3）X线检查：可见小肠普遍充气伴有多个液平。仅有胃十二指肠充气扩张者，提示全小肠扭转。有巨大扩张的充气肠袢固定在腹部某一部位，并且有很长的液平面者，则提示部分小肠扭转，并且有闭袢形成。

（4）CT：CT检查可发现肠管围着某一处呈螺旋状排列，从而形成漩涡状表现，肠系膜血管随着旋转的肠管也呈漩涡状改变、移位。同时可见肠管同心圆征、肠管强化减弱、腹腔积液的出现则高度提示绞窄性肠梗阻可能。因此，CT检查对肠扭转的诊断极具价值。

小肠扭转发病急，病程进展快，休克的发生率高。临床上常与下列疾病相混淆，应注意鉴别。

（一）肠系膜血管栓塞或血栓形成

患者往往有冠心病或心房纤颤史，多数有动脉硬化表现。选择性肠系膜上动脉造影不仅可以确诊，而且还可帮助早期鉴别肠系膜栓塞、血栓形成或血管痉挛。

（二）腹内疝

其发病急骤，迅速出现绞窄性肠梗阻症状，与部分肠扭转的临床表现极其相似。X线检查对诊断有重要价值。X线检查表现为充气的肠袢聚集一团，钡餐检查可发现一团小肠袢聚集在腹腔某一部位，不易分离，周边呈圆形。选择性动脉造影可以看到小肠动脉弓行走移位。如右侧十二指肠旁疝时可看到空肠动脉弓走向肠系膜上动脉右侧。有时很难做出诊断，而往往须在剖腹探查中才得以明确诊断。

（三）急性坏死性胰腺炎

血清淀粉酶增高在胰腺炎诊断中准确率很高。临床表现不典型者，行腹腔穿刺如抽吸混浊的有血性的含有高淀粉酶腹液，则诊断明确。X线检查显示胰腺阴影增大，密度增高，边缘不清。胰旁有钙化斑阴影或不透光的结石阴影。由于局限性肠麻痹，右上腹或中腹可出现扩张的近段空肠袢，腔内有液平，即所谓"哨兵袢"征。早期仰卧时见结肠肝曲、脾曲充气，而横结肠中段无充气，即所谓"横结肠截断征"，这是因为炎症刺激而引起横结肠痉挛所致。此外，B超、CT检查对胰腺炎的诊断均有很大帮助。

乙状结肠扭转因起病大多隐袭，且常发生在老年患者，故应与结肠癌、粪块阻塞或假性肠梗阻（Ogilvie综合征）等相鉴别。

四、治疗

（一）非手术治疗

小肠扭转早期，病情较轻的患者可先行手法复位。患者取胸膝位。因扭转多为顺时针方向，所以术者用手按逆时钟方向，在腹部轻轻地按摩，同时用手向上抬起腹部，然后又突然松手，谓之"颠簸疗法"。自上腹顺序至下腹；反复颠簸可连续3~5分钟，休息片刻，可再进行3~5次，扭转的小肠多能复位。国内文献报道，有一定数量的病例获得成功。

乙状结肠扭转，可先做乙状结肠镜，待看到扭转处试行插入肛管，一旦排气后扭转便可自行复位。但复位后复发率高达40%，故多数主张复位后仍应行择期手术治疗。

（二）手术治疗

小肠扭转一旦被确诊或疑为绞窄性肠梗阻时，均应在积极的术前准备后进行手术治疗。手术时应将扭转肠袢尽快进行反旋转复位。肠袢血循环恢复良好者，可不做处理。肠袢如绞窄坏死，则应果断地行病变肠段切除和肠吻合术。应当注意的是，虽然随着要素膳饮食方法（EEN）及胃肠外营养治疗（TPN）的完善与普及，很多过去难以存活的短小肠患者能得以存活，并有一定的生活能力，但保留的小肠越短，则术后病理生理紊乱越严重，并发症也越多，长期存活率就越低。因此，对需要做小肠广泛切除而保留的小肠不足1m者，应持慎重的态度，力争保留1m的小肠。作为外科医生，应极度重视保护患者的每一公分长度的小肠，做到"寸肠必争"，无法判断是否存活的小肠，可以用热盐水纱布热敷肠管及系膜根部，或行1%普鲁卡因或苄胺唑啉系膜根部注射，观察30分钟，如肠管血运恢复，则务必保留该段肠管。判断肠管活力的方法：肠管颜色由深转浅，由暗红转为红色或淡红色，系膜边缘可见动脉搏动，肠管有弹性，可见肠蠕动，肠管切缘可见活跃的动脉出血等。另Buckley等采用经外周静脉注入荧光素后，以紫外线照射检查肠管荧光情况以检测肠管活性的方法，其报道的准确率达到100%，目前尚未见国内相关报道。应注意的是，对于全小肠扭转患者，术中尽管经过多种努力，最后保留有活力肠管仍不足100cm者，我们亦应积极努力做好抢救工作，使患者能平稳度过围手术期，待以后依靠肠外营养继续维持生命，还可等待机会行小肠移植术，或又可给患者带来长期生存机会。

　　盲肠复位后则应固定于侧腹壁。乙状结肠复位后可与降结肠平行缝合固定或如情况好者，可行乙状结肠切除及吻合术。肠管坏死、患者情况尚好也可做一期肠切除及肠吻合术；乙状结肠还可先切除后行断端造瘘，待情况好转后再行二期手术造瘘还纳。

第五节　肠易激综合征

　　肠易激综合征（IBS）是一种常见的肠道功能紊乱性疾病，其主要症状为腹痛、腹胀、排便习惯改变。本综合征最早于1820年由Powell报道，以后人们用很多名称来描述这一病症，如"过敏性结肠炎""结肠痉挛""易激结肠""黏液性结肠炎"等，但这些名称大多数并不能十分准确地概括此病，如结肠炎表示大肠有炎症改变，而IBS无肠黏膜炎症变化，主要特点是肠道功能的易激性，它不仅累及结肠，还可累及小肠，故近年来将此病统一命名为肠易激综合征。

一、流行病学

　　IBS是一种十分常见的疾病，据西方国家统计，IBS在欧美人群的发病率为9%~22%，其中仅14%~50%患者曾去医院就诊。尽管相当数量的IBS患者未曾就医，但IBS在门诊患者中患病率仍达每年每千人占10.6，居门诊就诊人数的第七位。我国学者对北京地区2500名人群进行了问卷式调查，发现IBS人群患病率为8.7%，其中只有20%患者就医，大多数患者认为自己无病。另外，对我国北方和南方9省市的1100名健康者进行问卷式调查，发现每年有6次以上腹痛、便后缓解者占22.1%。门诊就诊病例中，IBS占就诊人数的30%~50%。

　　IBS的发病年龄多在20~50岁，以中青年多见。女性患者多于男性患者，男女之比一般为 1∶2。IBS 的患病率与种属差别有关，白种人患病率最高，黑种人最低，黄种人次之。文化程度、社会经济地位可能亦影响 IBS 的患病率。

二、病因

IBS 的病因尚未完全明了，可能与下列因素密切相关：精神心理因素、应激、神经激素因素、遗传及某些肠道刺激因素。

（一）精神心理因素

精神心理因素在 IBS 发病中起重要作用。据报道，IBS 患者常伴有心理问题，特别是焦虑、抑郁、躯体症状等。到医院就诊的 IBS 患者其精神症状出现例数明显高于未就诊的 IBS 患者及正常健康者。情绪紧张可改变结肠和小肠动力学，而 IBS 患者更具有神经质、焦虑和抑郁、情绪不稳定，抗抑郁治疗 80% 患者可获改善。在肠道感染后的人群中，抑郁、躯体症状、神经质、疑病，都是 PI-IBS 发生的危险因素。这些心理问题不仅可能对疾病发生产生作用，还可能会使得患者对疾病更加担忧，影响治疗的效果。最近有一研究对比了认知-行为疗法加上药物及单纯药物治疗 IBS 的效果，发现加上认知行为疗法的疗效更好，能明显减轻 IBS 症状。

较对照组而言，IBS 患者可有一种源于儿童时期的已知疾病行为 >3，更多的 IBS 患者有儿童时期受性或生理虐待的病史，这类患者疼痛阈值降低，并常出现精神方面异常。

（二）应激

已有证据显示，严重的生活应激事件可增加 IBS 的患病率、症状出现的频率及持续时间情绪变化、意外事件、家庭矛盾等应激状态可引起消化道运动异常。但应激与 IBS 之间关系尚未完全阐明，应激引起的消化道反应机制可能与"脑-肠"之间调节有关。

（三）神经、激素因素

Chaudhary 等最早报道，胆碱能神经刺激因子可致 IBS 患者直肠乙状结肠运动较对照组显著增加，这种反应以腹痛型 IBS 组最明显。给予 IBS 患者注射外源性胆囊收缩素，可引起结肠运动增强及腹泻型 IBS 患者小肠运动增强。另观察到应激反应可引起一些胃肠激素如脑啡肽和血管活性肠肽释放增加。总之，神经激素因素可能参与了 IBS 的发病过程。

有人发现，严重无痛性便秘的青年女性患者，结肠神经元数量减少，神经节核大小不同，轴突数量减少。已知血清催乳素升高与便秘有关。许多胃肠道激素分泌异常与结肠功能失调有关，如胆囊收缩素（CCK）注射后可使肠收缩功能增强，使 IBS 症状发作。此外，肠血管活性肽（VIP）、胰高糖素、生长抑素等都直接作用于肠平滑肌影响其活动。

（四）遗传因素

国外有许多研究都报道了肠易激综合征有家族聚集倾向。Kalantar 等调查了 IBS 患者一级亲属及配偶的患病率，发现即使去除性别、年龄、躯体症状等因素，结果仍然显示其亲属中的患病率明显高于其配偶中的患病率。国外报道33%的患者家族中有类似患者，国内报道约20%，每一家族中IBS症状常类似。

近年来已经有近60多种基因被检测和评估是否与IBS相关，其中最常报道的是与五羟色胺转运体（SERT）转录相关的五经色胺基因相关多态性位点（5-HTTLPR）。由于SERT与突触间5-HT再摄取相关，SERT增加可降低5-HT的作用，减少腹泻、排便急迫、肠道痉挛等一些症状。虽然关于HT-TLPR研究结果不尽相同，但多数研究都认为IVL型在IBS-C型（便秘型）中更为常见，S/S型在IBS-D型（腹泻型）中更多。近期一篇关于高加索和亚洲人群的meta-分析也认为虽然5-HTTLPR与总的IBS无明显关系，但与不同亚型的IBS有关，并发现S基因的纯合子在亚洲人群中显著高于高加索人，不同的人种其IBS基因多态性可能有所差异。另外，经常报道的与IBS相关的还有肾上腺素能相关的 α-肾上腺素受体，炎症相关的白介素-10（IL-10），肿瘤坏死因子 α（TNF α），GNB3等相关基因。

（五）饮食成分因素

有人列举IBS对多种食品过敏，进食后使症状加重。一般进食含脂类、纤维素高的食物后易使腹泻加重。Nauda等研究认为，乳制品、巧克力、蛋类及小麦制品等是诱发本病的重要因素。Symons等研究证实，果糖、山梨醇有使IBS患者症状激发的作用。

纤维素对肠管运动、肠内容物的渗透压有重要影响，肠内细菌含纤维素酶，可将纤维素转变成水、CO_2、甲烷和短链脂肪酸，其中短链脂肪酸是非脂溶性物质，不被吸收，且增加肠内渗透压，故吸收水分增加了粪便量。进食蔬菜、水果使腹泻加重可能与其含纤维素有关。另外，有些患者对纤维素过敏亦可加重腹泻。

（六）药物因素

抗酸药、抗生素、B-受体阻滞剂、麻醉剂、钙拮抗剂等，许多药物对胃肠平滑肌的活动有不同的影响。可加重结肠过敏症状，或影响其动力变化。

（七）感染因素

IBS的流行病学研究发现一部分IBS患者的症状是在肠道感染后发生的，被称为感染后肠易激综合征（PI-IBS）。在胃肠道感染发生后，虽然大部分人群都能恢复，但仍发现有约四分之一的人群有持续性的大便习惯改变，而3%~36%的感染者可能发展为IBS。美国Walkerton在一次以空肠弯曲菌和大肠埃希菌为主的感染流行后对于既往无慢性胃肠道疾病的居民进行为期2年的随访研究，发现那些得了胃肠道感染的人群有27.5%为IBS患者，而健康人群中只有10.1%，即使在8年后的跟踪随访中仍发现胃肠道感染组的IBS患病率更高。最近一篇关于感染后IBS的meta-分析报道，感染后出现IBS的概率是未感染的6倍，而年轻、女性、感染的严重性、感染持续的时间和不良的心理状态是发生PI-IBS的危险因素。

三、发病机制

IBS的病机制尚不十分清楚，目前认为是一全消化道运动障碍性疾病，与肠管平滑肌收缩功能紊乱及肠道微生物改变有关。

（一）肠道平滑肌收缩功能紊乱

肠管平滑肌收缩功能紊乱，可呈无规律性的收缩和痉挛，不仅引起腹痛、腹胀等症状，并可发生不规律的排便，有时出现连续较大的收缩，则发生腹泻、稀便；肠管痉挛时使肠管推进迟缓，致使排便延迟而发生便秘。因此，肠管运动功能紊乱，即可产生腹泻，又可发生便秘。在运动功能紊乱的同时，肠道的黏液分泌也有异常，若肠道上皮细胞分泌过多，则大便中含有大量黏液，呈黏液便，甚至形成黏液管型，由肛门排出。患者感觉腹胀时，有的患者肠道内气体并不多，实际系肠痉挛所致。排便不畅者，可排出羊粪状囊球。有的患者，由于直肠和内脏痛阈均较低，而易发生腹痛。IBS尚可出现食管、胃和小肠运动功能的改变，而出现非心源性胸痛，进餐咽下不畅，消化不良，上腹不适等。也可发生胃结肠反射异常，腹泻型IBS，餐后胃结肠反射亢进，结肠集团收缩增加，基础节段性收缩减少，引起腹痛和肠内容物的集团推进而排便。便秘型IBS的胃结肠反射与正常人相似。胃结肠反射受神经和胃肠道激素的调控，并与食物中的脂肪含量有关。脂肪可刺激肠蠕动，而蛋白质则相反。

（二）肠道微生物改变

有很多研究都报道了IBS胃肠道存在菌群的失调。虽然不同研究报道的大便中菌群的改变都不相同，但比较一致的是很多研究都报道了乳酸杆菌和双歧杆菌的减少。近期一个研究比较了IBS-D患者和健康人群大便中胆汁酸和菌群的分布，发现患者大便中初级胆汁酸含量增加，并且大肠埃希菌增加，双歧杆菌减少。由于胆汁酸作为一种内源性轻泻剂，仅由肠道微生物代谢，因此推测就是肠道微生态的失衡导致了初级胆汁酸代谢减少，过多的初级胆汁酸增加了腹泻的症状。另外有一研究发现，有将近一半的IBS患者进行乳果糖呼气试验提示肠道细菌过度生长（SIBO），且口服不吸收的抗生素利福昔明一周治疗后50%的患者呼气试验转阴，症状好转。一个大型的随机双盲对照临床试验发现服用利福昔明的非便秘型IBS患者胀气、腹痛、松软水样便的症状及总体症状均能明显改善，近期的一个关于利福昔明疗效的meta分析也得出相似的结果。

总之，一般认为IBS是一功能性疾病，但有可能为当前医学水平尚不能证实的病理、生理异常。目前对IBS的发病有两种假说，即肠道高敏感性或肠道高反应性，对其证实尚有待进一步研究。

（三）消化道运动功能异常

随着胃肠运动生理学研究的进展和多种胃肠运动功能检查方法的不断完善，有关IBS

消化道运动方面的研究越来越深入。这方面的文献资料相当多，我们可大致将其分成两大类，第一类研究显示，IBS患者的某些消化道运动活动明显不同于健康对照组，但两组有重叠现象，很难将个体划分为IBS组或非IBS组，早期的研究工作多属此类。第二类文献研究证实某种特殊的运动异常存在于大多数IBS患者中，而健康对照组则未发现这种运动异常，因此，至少从理论上讲这些特殊的异常运动活动对IBS有诊断性意义。

1.结肠运动

消化道运动活动是基于胃肠平滑肌细胞的电生理特性。与胃和小肠相比较，结肠的肌电活动和运动形式较复杂、变化多、不易分析。有关结肠肌电活动的文献报道很多，Snape等最早描述了IBS患者结肠慢波活动异常，频率为每分钟3次的慢波活动增加。后来许多学者证实了IBS患者中这种低频率慢波活动增多，但尚不能确定每分钟3次的慢波频率与IBS症状之间的相关性。有资料报道，每分钟3次频率的慢波除了常发生于IBS患者外，常在无任何消化道症状而有心理障碍的患者中出现，提示这种慢波异常可能是结肠对心理应激的一种反应。正常生理情况下，结肠存在两种基本的动作电位活动，一种是短动作电位；另一种为长动作电位，它可沿结肠向前推移。在有腹泻症状的IBS患者中，禁食状况下短动作电位明显减少，而睡眠及餐后情况下移行性长动作电位增多。

对IBS患者进行腔内压力测定，研究发现空腹状态下结肠运动在IBS组和对照组间无显著性差异。但根据症状对IBS患者进行分型，发现腹痛型IBS患者直肠乙状结肠收缩频率增加，幅度增高。便秘型的IBS患者，其结肠的基本运动活动也是增加的。餐后结肠运动研究表明，IBS患者餐后结肠运动活动增加。Narducci等研究显示，摄入含1000热卡（1卡=4.184焦耳）食物后，正常组在进食60分钟内及120~150分钟结肠运动活动增加，而IBS患者在进食后3小时期间结肠运动都是增加的。餐后腹痛型及便秘型IBS的餐后结肠运动活动较无痛性腹泻型IBS明显增加。不少学者发现腹泻型IBS结肠通过时间缩短，而便秘型IBS则延长。

2.小肠运动

空腹状态下，小肠的运动形式为移行性运动复合波（MMC）。腹泻型IBS患者，与便秘型IBS患者和对照组相比较，其MMC周期明显缩短，这种变化仅出现在白天。近年来一些文献报告，在IBS患者的空肠段可记录到分散的成群收缩波（DCCS）。Kellow等报道，IBS患者近端空肠出现DCCS的人数明显多于对照组，并且DCCS与腹痛密切相关。DCCS的出现可能是自发的，亦可能是由胆囊收缩素诱发，DCCS持续超过10分钟对IBS患者有特异性。正常情况下远端回肠可出现一种巨大移行性收缩波（GMC）。有资料报道，IBS患者与对照组相比，两组回肠GMC的发生率无显著变化，但IBS患者中61%的GMC伴有腹痛，而对照组仅17%GMC伴有腹痛。进一步研究表明，GMC对IBS无特异性，它只是IBS患者对各种刺激反应的一种运动表达。

IBS患者餐后运动反应较对照组减弱，而这种运动反应与近端小肠有关。有资料描述餐后IBS回肠运动反应增强，且与症状发生相关。应用核素扫描技术对小肠移行时间进行研究，结果表明，腹泻型IBS患者的小肠移行时间明显比对照组增快，而便秘型IBS患者小肠移行时间减慢。另发现腹胀为主的IBS患者回肠排空延迟。

3.肛门直肠运动

研究发现，腹泻型IBS患者肛门内括约肌无电活动，肛门内括约肌压、直肠内压均低于对照组。便秘型IBS肛管内压力明显增高，排便时肛门外括约肌有不协调异常收缩。当IBS患者在收缩肛门和增加腹压时，肛门内外括约肌压力增加幅度明显低于对照组。

4.其他消化道运动异常

目前尚无明显证据表明，IBS患者存在原发性食管运动障碍。但IBS患者出现食管症状的人数相当普遍，有学者报道51%IBS患者有食管症状而对照组发生食管症状人数为13%。IBS患者发生食管症状的机制可能与其异常感觉有关。

IBS患者可出现恶心、上腹胀等消化不良症状，但研究IBS固体胃排空未发现异常结果。IBS患者的胆囊运动功能研究结果不一，部分学者认为IBS患者餐后胆囊收缩功能低于正常对照组。

（四）内脏感觉异常

近年来，IBS患者异常的内脏感觉功能引起人们关注。许多学者证实用气囊扩张乙状结肠和直肠，到一定容积时可引起IBS患者腹痛反应，而此气囊容量不引起对照组疼痛反应。结果显示，IBS患者由于内脏疼痛感觉异常，对肠道扩张的疼痛反应阈值降低。IBS异常的内脏感觉与外周及中枢神经系统功能异常有关。

相当一部分IBS患者的症状出现在肠道感染后，且感染后的IBS患者其肠黏膜中的免疫细胞增加，因此外周敏感性可能与伤害感受器处于炎症环境相关。IBS患者乙状结肠受到低于感觉阈值的刺激后肠道动力异常增强。这些结果都支持外周机制的参与。中枢兴奋性表现为未受损伤及炎症的组织也出现高敏感。IBS患者结肠受到刺激后，躯体其他部位也可能产生放射性疼痛，近端肠管也出现高敏感，这些变化可能由于肠道不同部位和躯体的神经分布在脊髓水平有交叉和重叠而引起。

研究发现IBS患者脑部一些区域对球囊扩张的反应明显高于健康人群。最近有一个meta-分析纳入了18个调查，关于用fMRI和PET方法研究IBS患者和对照组在直肠球囊扩张时候脑部的反应，发现患者和健康人群在受到刺激时在内脏感觉传入区域例如下丘脑、岛叶、扣带中回前部都被激活。IBS患者某些部位的活性高于对照组，尤其是疼痛调节（中脑簇）和情感觉醒（扣带前回膝前部、杏仁核）相关的区域；而对照组在认知调节相关区域（前额皮质内外侧）活性较高。该结果支持IBS患者的中枢神经系统功能失调可能参与IBS的发病。

四、临床表现

IBS的临床表现无任何特异性，其病程漫长，可达数年至数十年。常有反复发作。由于各患者之间有个体差异，故患者间的症状与程度变异很大。但均以腹部不适、腹痛、排便异常为主。此外，半数患者尚有不同程度精神症状，有的患者伴上胸或上胃肠道症状。

临床上一般分为腹泻型、便秘型、腹泻便秘交替型及黏液便型四种。

（一）腹泻

多见于腹泻型IBS，每日排便数次，多者可达20余次。常在早餐后多次排便，但腹泻很少发生在夜间，一般不会影响睡眠。腹泻常受精神紧张、情绪变化的影响，不会发生排便失禁。常有间断的排便正常，甚至便秘。排便多不成形或稀便，有时伴有黏液，但无脓血便。

（二）便秘

多见于便秘型IBS，便少、排便困难，每周1~2次，偶有10多日排便一次。常伴腹痛、腹胀，便干或呈球状。有时因肛门括约肌收缩，大便呈铅笔样细条，表面有黏液。

（三）腹痛、腹胀

多发于左下腹降结肠或乙状结肠区，有者腹痛部位不固定，疼痛性质以钝痛和胀痛为多见，排气或排便后疼痛缓解。疼痛尚可牵连到腰、肾、肋部等，有者疼痛常在左肋脯区，甚至左肩部亦有疼痛，因结肠脾区为一锐角，气体不易通过，当多量气体聚集此处而引起疼痛，一般称为脾曲综合征。

（四）其他症状

可有咽部食管堵塞感，即中医所说的"梅核气"。近年研究有些患者咽下困难，可能由于吞咽次数增加引起食管反应性不蠕动或食管痉挛所致。有些患者出现胸骨后烧灼感、恶心、呃逆、胀满等，易与胃炎相混淆，需排除胃炎后方能考虑这些症状系由IBS所致。

此外，IBS患者还常有心悸、乏力、多汗、失眠、焦虑等自主神经功能紊乱的表现。

五、辅助检查

（一）实验室检查

IBS粪便病原体检查阴性，常规检查正常，但可有黏液。

（二）X线钡剂灌肠检查

可见肠管激惹现象、肠腔变狭窄，结肠袋增加明显。

（三）纤维结肠镜检

IBS患者镜检时常因肠痉挛及激惹，使患者腹痛、腹胀而配合欠佳，使进镜困难。但肠黏膜肉眼观察及活组织检查均无异常改变。

（四）结肠动力学检查

可见结肠压力波和肌电波异常，但其特异性差，有待进一步研究。

六、诊断

IBS临床表现较复杂，缺乏特异的诊断方法。因此，对IBS的诊断首先应排除各种器质性疾病，特别应注意不符合IBS诊断的情况。

2006年制订出"罗马Ⅲ标准"，这一标准的要点如下。

反复发作的腹痛或腹部不适，最近3个月内每月发作至少3日，伴有以下1~3条中2条或2条以上标准。

（1）排便后症状改善。

（2）症状发作时伴有排便频率改变。

（3）症状发作时伴有粪便性状（外观）的改变。

诊断前症状出现至少6个月，近3个月符合以上标准。

注：腹部不适是指难以用疼痛来形容的不适感，对于女性腹痛或腹部不适症状不能仅在月经期出现。

IBS的亚型分类则依据大便的性状分为四型，IBS腹泻型（IBS-D）要求 > 25%的时间排烂便或水样便，且 < 25%的时间排硬便或干球便；IBS便秘型（IBS-C）要求 > 25%的时间排硬便或干球便，且 < 25%的时间排烂便或水样便；IBS混合型（IBS-M）要求指排烂便/水样便和硬便/干球便的时间均 > 25%；IBS不定型（IBS-U）为粪便性状不符合上述三型中任何一种亚型。

罗马标准是对患者症状的评估。要诊断IBS，除在症状上要符合标准外，还需要给患者做全面的体格检查、实验室检查及钡灌肠、肠镜检查以排除器质性病变。当患者有下列临床表现时，应警惕器质性病变可能：

（1）老年起病。

（2）半夜痛醒。

（3）夜间因腹泻而致醒。

（4）脂肪泻。

（5）便血。

（6）体重减轻。

（7）发热。

（8）腹肌紧张。

（9）反跳痛。

（10）血沉增快及白细胞计数增加。

当出现上述情况应考虑IBS以外疾病存在，应严密追踪观察。

七、鉴别诊断

（一）感染性肠病

包括细菌性病疾、肠结核、阿米巴病、血吸虫病等。这些病多有急性感染史，虽经抗感染治疗，但未治愈，而表现为慢性腹泻、腹痛等 IBS 临床症状。在鉴别诊断中应依据感染病史，确切的粪便病原体检查阳性结果和抗感染治疗效果而定。目前国内多在诊断未明，即盲目应用肠道抗生素，有时导致肠道菌群失调，而使腹泻加剧，病情迁延。有些 IBS 患者由于滥用肠道抗生素，而存在不同程度的肠道菌群失调。

（二）炎症性肠病

包括溃疡性结肠炎和 Crohn 病，须与 IBS 鉴别，可依纤维结肠镜及病理组织活检结果区分。

（三）肠道肿瘤

常有腹泻、腹胀、腹痛、便秘等，多次便潜血试验可呈阳性，患者血 CEA 升高，X 线及纤维结肠镜检常可得到明确诊断。

（四）吸收不良综合征

常有腹泻并呈消耗状态，病变多在小肠，粪便中常有脂肪和未消化食物。

（五）乳糖酶缺乏

本病分先天性和后天性。临床表现主要是吃乳制品后即发生严重腹泻，便中有大量泡沫和乳糖、乳酸。食物中去除乳制品后，症状好转。本病我国发病率较高，尤以内地为著。该病可通过乳糖耐量试验或氢呼气试验作辅助诊断。

（六）缺血性肠病

常见于中老年人，由于肠道动脉供血不足导致缺血，而出现腹痛、腹胀。腹痛部位较固定，多在左上腹，腹痛与进餐有关，严重者便血。X 线钡剂灌肠造影，典型者可见"指压痕征"，选择性血管造影有助于明确诊断。

（七）甲状腺功能亢进

有些甲状腺功能亢进症患者以腹泻表现明显，而易误诊，故原因尚不明的腹泻，应进行甲状腺功能检查。

注：氢呼气试验用气相色谱仪检测呼出气体中含氢量的试验。正常人食入含乳糖食品进入小肠，经肠上皮细胞乳糖酶水解为葡萄糖和半乳糖而被吸收。当乳糖酶缺乏时，乳糖

不能被小肠水解吸收而进入结肠，在结肠内经细菌作用下发酵产生氢。氢大部由直肠排出，有14%~21%经肠道吸收，由肺呼出。正常人肺呼出的气仅含微量氢。若肠内有2g以上糖类发酵，其呼出气中的氢量明显增加，而被测出。用气相色谱测定，任何一次呼出气中氢含量如较服糖前增加2×10^{-7}g/L以上者，为乳糖吸收不良。

八、治疗

治疗原则：IBS病因复杂，症状较多且易反复，不能单纯依靠特定的药物治疗，需按不同个体采用综合性的全身性治疗。

（一）生活和饮食调节

避免诱发因素，饮食选用易消化、少脂肪，禁食刺激性、敏感性食品。对便秘、腹胀者，可适当多吃些富含纤维素，但不易产气的饮食，避免过食及零食。以腹泻为主的患者，应少吃含粗纤维的食品。

（二）精神治疗

精神状态与肠道症状密切相关。医务工学者要以同情和负责的态度向患者解释疾病的性质和注意事项，应解除患者许多疑虑的心态，使其消除恐惧，提高战胜疾病的信心。必要时应用镇静、抗抑郁治疗。可用去郁敏50mg一日3次，或盐酸氟西丁（百忧解）每日服20mg，或用黛安神，每日上午2片，口服，以缓解其精神异常，使腹痛等不适得以缓解。亦可选用阿米替林25mg一日2次、多虑平25mg一日2~3次，睡眠差者服安定等。

（三）药物治疗

虽可减轻症状，但不能预防复发，故应合理用药，并避免滥用药。

1.腹泻为主的治疗

（1）抗胆碱能药：如山良菪碱、胃复康等，因不良反应较多渐被其他药物替代。目前推荐应用mebeverin 10mg，双环胺10mg，prifineumbromide 30mg，每日口服3次。亦有应用溴化赛米托品50mg餐前服，取得良好效果。

（2）盐酸醋丁酰心胺（HCE）：具有单一抗运动，无麻醉的抗胆碱能作用，用量为2mg，每日3~4次。亦可用氯压定0.3~0.4mg，每日3次，口服，能促进小肠对液体物质吸收，增强结肠对电解质的吸收，以减慢小肠的转运时间，有较好的止泻效果。

（3）钙通道阻滞剂：心痛定10~20mg或异搏定40mg每日3次口服，可抑制胃结肠反射，缓解腹痛，减少便次。

（4）阿片类止泻剂：易蒙停作用于肠壁的阿片受体，阻滞乙酰胆碱和前列腺素释放，抑制肠蠕动，增加水、电解质吸收。每次口服2mg，每日2~3次，每日用量不得超过10mg。大便成形后可渐减用量至停药。有者出现口干、腹胀，甚至呈假性肠梗阻等不良反应。亦有服用复方苯乙哌啶，本药系哌替丁衍生物，除有止泻效果外，尚有兴奋中枢神经作用，大剂量有止痛和欣快感，长期使用有依赖性。

（5）微生态调节剂：是通过微生物学技术，将人体内正常菌群分离出来，经纯培养后，进行工业化生产，制成益生菌制品，再按原途径回归人体，调整微生态失常，达到防治疾病增强免疫功能的作用。微生态调节剂除有益生菌制品外，尚有益生菌生长促进物质称益生元。益生菌制剂服后进入肠道，迅速定植于肠道黏膜，并迅速繁殖形成生物学屏障，分解葡萄糖产生乳酸，使肠道 pH 降低，抑制致病菌的繁殖生长，纠正肠道菌群失调，恢复和维持肠内微生物生态系统稳定，改变肠道运动功能。常用的益生菌制剂有：

①培菲康为双歧杆菌、嗜酸乳杆菌、粪链球菌等组成，对抗生素、化疗药物具有抵抗性的乳酸菌制剂，使患者服用抗生素、化疗药后，肠内菌群保持平衡，消除由菌群失调引起的一些症状。每次服 2~4 粒，每日 2~3 次。

②乐托尔主含嗜酸乳杆菌及其代谢产物，具有抑制肠道致病菌的生长，阻止细菌、病毒与肠绒毛黏附作用。每次 1 粒，日服 3~4 次。

③聚克通主要含嗜酸乳杆菌、乳酸乳杆菌及乳链球菌 3 种乳酸菌，对多种抗生素有抵抗性。每次 2 粒，每日服 3 次。

④佳士康主要为活性粪肠球菌，能耐受多种抗生素。每次 1~2 粒，每日服 2~3 次。

⑤米雅 BM 为宫入菌（酪酸菌），是芽孢厌氧梭状杆菌，在体内不受胃酸、胆汁等影响，是一体内正常菌群，可阻止有害菌定植，纠正肠内菌群紊乱，每服 2 片（含宫入菌 40mg），一日 3 次。此外，尚有丽珠肠乐、整肠生、金双歧、回春生、乳酸菌素、乳酶生等，均属此类药物。

2.便秘为主的治疗

（1）饮食调整：进食有软化和扩大粪便容积的食物，如粗纤维多的食物，适量多饮水，定时排便。

（2）莫沙必利：刺激肠肌神经丛 5-HT4 受体，引起副交感神经末梢乙酰胆碱的释放，与平滑肌上毒蕈碱受体结合增加，引起消化道运动增强。人类肌层胃体部、幽门部、结肠和直肠均有 5-HT4 受体分布，故可引起上述部位平滑肌收缩，使运动增强。通过兴奋节前神经元的 5-羟色胺 4（5-HT4）受体，并作用于肠肌丛神经节细胞使乙酰胆碱释放，增加胃肠推动力，促进排便。每次 5~10mg，1 日 3 次，餐前半小时服。

（3）盐酸伊托必利（为力苏，eithon）：本品具有多巴胺 D2 受体拮抗活性和乙酰胆碱酯酶抑制活性，通过两者的协同作用发挥胃肠促动力作用。由于拮抗多巴胺 D2 受体活性的作用，因此，尚有一定的抗呕吐作用。

（4）普卢卡必利：普卢卡必利为苯丙咪唑类药物，选择性作用于肠道感觉神经元的 5-HT4 受体，加速结肠传输和近端结肠排空，同时可调节肠道的不协调运动。另有发现普卢卡必利对胃、小肠和结肠均有促动力作用。对正常传输型和慢传输型便秘均有治疗作用。对慢性便秘患者有很好的疗效和安全性。普卢卡必利 2mg，1 次/天，12 周为 1 个疗程。

（5）乳果糖：口服 15mL/d，可增加便次，使粪便变软，缓解排便困难。但有过敏者应慎用。

（6）口服甘露醇2~4g，每日3次；或服葡甘聚糖1g，每日3次。

3.腹痛为主的治疗

注意情绪与腹痛的关系，必要时暗示疗法或局部热敷、理疗、按摩或封闭。近年报道，钙通道阻滞剂对胃肠平滑肌有松弛作用，尤其对食管及结肠作用为佳，腹痛患者可试用心痛定及解痉镇痛剂等。

选择性胃肠道钙通道抑制剂能解除胃肠道平滑肌痉挛，抑制餐后结肠运动反应。对IBS患者腹痛治疗效果较好，对腹泻和便秘亦有一定疗效。常用选择性钙通道拮抗剂有匹维溴胺（得舒特）50mg/次，每日3次；双环胺10~20mg/次，每日3~4次；cimetropium bromide 50mg/次，每日3次，口服。新近又应用乐健素（复方枸橼酸阿尔维林）通过阻断Ca^{2+}内流缓解平滑肌痉挛，还能通过5-HT1A受体阻断作用降低内脏高敏状态，可有效缓解IBS患者腹痛、腹胀主要症状。据报告治疗IBS患者腹胀/直肠肛门不适疗效高于匹维溴胺。

4.激素和肽相关治疗

促性腺激素醋酸亮丙瑞林是一种促性腺激素释放激素促进剂。一些学者发现行经期妇女较易出现IBS症状，故可试用此药。6个月试用发现此药对IBS患者的腹痛、恶心、呕吐等症状有明显改善作用。

奥曲肽为长效人工合成的八肽生长抑素，对其他大多数激素如胆囊收缩素及内啡肽都有抑制作用，故可试用于治疗IBS，但其价格昂贵。

5-HT4在体外对肠运动功能有多种作用，可加强收缩或促使松弛，但在人体内尚未开展研究。

5.其他

（1）思密达：为天然矿物质，系双八面体蒙脱石，该药为层纹状结构，有很强的覆盖力，对病毒、细菌及毒素有极强的固定、清除力，防止肠上皮细胞损伤，并可吸收肠内气体，降低肠道的敏感性。本药不被细胞吸收，不进入血循环，故无任何毒副反应，可与抗生素、益生菌制剂等并用。思密达每袋3g，倒入50mL温水中搅匀口服，每次服3~6g；亦用3~9g混于50~100mL温水，保留灌肠，每日1~3次。

（2）促性腺激素leuprolide acetate：是一种促性腺激素释放激素促进剂。有人用以治疗IBS使腹痛、恶心、呕吐等症均得以明显改善。

（3）纳洛酮和natrexem：是一种鸦片对抗剂，可使肠蠕动充进，对便秘的IBS患者应用较好。

（4）应用调节自主神经药：如谷维素每次服20~60mg，1日3次；亦可应用泛酸钙、肉桂嗪等。

第六节 溃疡性结肠炎

溃疡性结肠炎是一种病因不明的，主要以直肠和结肠的浅表性、非特异性炎症病变为主的消化道疾病。

本病在欧美地区发病率较高，一般为3万~10万。据报道，白种人较其他人种高2~4倍，犹太人较非犹太人高4倍。我国发病率较低，但尚无明确统计。湘雅二院报告，本病占慢性腹泻的1.6%；华东医院在2600例纤维结肠镜检中检出溃疡性结肠炎率为4.54%。溃疡性结肠炎可发生于任何年龄，但以20~30岁为最多见，男性稍多于女性。

一、病因与发病机制

溃疡性结肠炎的病因尚未完全明确，目前认为是具有遗传易感性的人群在感染、免疫因素、环境因素及精神状态等多种因素的相互作用下发生的肠道慢性炎症。

（一）遗传与溃疡性结肠炎

遗传因素在宿主-微生物相互作用的过程中起到重要作用。在遗传学研究中最重要的发现：含有核苷酸寡聚化结构域2（NOD2）的基因组区、自噬基因（ATG16L1）及IL-17~IL-23型辅助T细胞（Th17）途径的成分。遗传因素与非遗传因素相互作用、饮食种类和方式的改变、抗生素的普遍使用甚至滥用和肠道微生物定植的变化，可能是当代IBD发病率上升的主要原因。溃疡性结肠炎是一个多因素引起的疾病，其基因因子功能发挥主要作用，基因的突变关系到先天免疫反应加剧，黏膜损害具有持续炎性反应。其中细胞因子、巨噬细胞移动抑制因子、CD14和Toll样受体（TLR-4）在炎性反应中发挥中心作用。

遗传研究表明，特异性和非特异性基因变异体均与溃疡性结肠炎相关。荟萃分析显示，有47个与溃疡性结肠炎相关的位点，其中19个为溃疡性结肠炎特异性，28个与克罗恩病共有。遗传、变异体作用于肠上皮细胞或肠细菌的糖脂，诱导黏膜自然杀伤T细胞的白细胞介素（IL）-13受体$\alpha2$（IL-13 $\alpha2$）上调。自分泌IL-13激活这些细胞，这些细胞数量增加并产生一个增强IL-13介导的自然杀伤T细胞毒性的正反馈回路，从而导致上皮-屏障功能障碍，致使细菌产物吸收增加和抗细菌抗体的生成。细菌产物吸收增加刺激树突状细胞和巨噬细胞，导致炎性细胞因子和趋化因子的产生，IL-1B激活上皮细胞分泌中性粒细胞-激活肽78（ENA-78）和IL-8以及单核蛋白趋化蛋白1（MCP-1）和RNATES吸引和募集效应辅助T细胞，产生IL-13，诱导上皮-屏障功能障碍，从而导致通透性增加。

上皮细胞损害诱导B细胞产生抗原肌球蛋白抗体，而中性粒细胞核蛋白质诱导核周抗中性粒细胞胞质抗体（PAGNA）的产生，Th1、Th17、Th2数量增加，产生IL-13，诱导上皮-屏障功能障碍，在慢性结肠炎T细胞诱导和参与免疫病理的调节。B细胞也参与溃疡性结肠炎的发病机制，Polese等报道溃疡性结肠炎患者直肠B细胞CD19+与CD45+浓度和比值高于健康对照组，认为B细胞参与溃疡性结肠炎的发病机制，它们在早期和疾病的活动中发挥作用。

结肠细胞表达的过氧化物酶体增生物激活受体 γ（PPAR-γ）的丙氨酸多肽性与溃疡性结肠炎发病相关，当结肠细胞PPAR-γ减少时易于发生溃疡性结肠炎，但在东亚人群中似乎影响不大。

核苷酸结合寡聚化结构域1（NOD1）是细胞内传感器的编码基因，是一个认知受体类型（PRR），可认知细菌细胞壁成分胞壁酰基二肽（MDP），MDP与NOD1结合后，NOD1/胱冬肽酶募集结构域（CARD4）信号引起NF-κB激活，在先天免疫中发挥重要作用。当NOD1/CARD4多态性和突变引起细菌识别先天免疫应答发生障碍时，可直接引起IBD的发生。Verma等报道显示，多态性伴NOD1基因的富亮氨酸复制（LRR）结构域有严重的溃疡性结肠炎，此可能是由于NOD1基因LRR部位对细菌认知的破坏。GTTG单倍体在溃疡性结肠炎有过表达，且增加溃疡性结肠炎发生的危险性。另外，MDP与NOD2结合后，激活炎性前细胞途径，主要调节核因子-kB（NF-κB）。上皮细胞、帕内特（Panth）细胞、巨噬细胞、树突细胞和内皮细胞都表达NOD2。NOD2蛋白被细菌肽聚糖活化后，可激活核因子KB和有丝分裂原激活蛋白（MAP）激酶的信号传导途径，进而导致细胞因子，如肿瘤坏死因子（TNF）、IL-1和抗微生物肽的生成。缺乏NOD2的小鼠不发生肠道炎性反应，在人也是如此。新近报道识别NOD2受体调节人FOXP3+T细胞存活，在Fas丰富的环境中可保护对抗死亡受体介导的凋亡。

天然的免疫细胞（中性粒细胞、巨噬细胞、树突细胞和自然杀伤T细胞）能识别普通微生物模式的受体（模式识别受体），这与适应性免疫系统受体的抗原特异性识别不同。肠道上皮表达各种天然免疫受体（Tollsu样受体、树突细胞受体、T细胞受体、巨噬细胞受体等），这些受体介导着对肠腔微生物丛的防御功能，同时也调节上皮细胞和抗原提呈细胞，以诱导出维持肠道免疫内环境稳定的耐受机制。派尔集合淋巴结、肠系膜集合淋巴结和固有层中的抑制性细胞因子IL-10和转化生长因子（TGF）-B都涉及肠道的T细胞耐受。通过TGF-B和视黄醛的作用，调节T细胞可在派尔集合淋巴结、肠系膜集合淋巴结中分化。当调节T细胞发生过程和功能的缺陷，或小鼠反应能力的改变，可以导致肠道炎性反应的发生。

肠道树突细胞（DCs）在调节耐受和免疫之间的平衡上发挥轴心作用&DCs启动调节T细胞反应，由单核细胞衍生的炎性反应性DCS表达E-钙黏着蛋白，E-钙黏着蛋白阳性的DCs大量在肠系膜淋巴结和结肠蓄积，同时看到Toll样受体也有很高的表达，激活后产生致结肠炎细胞因子，如IL-6/IL-23，重要性在于适应性E-钙黏着蛋白进入T细胞并在免疫缺陷的宿主贮存，增加肠Th17免疫反应引起结肠炎加剧。

胚胎外胚层（EED）基因多态性对溃疡性结肠炎易感，且EED启动基因多态性与溃疡性结肠炎相关。溃疡性结肠炎时EED表达水平显著降低，用荧光素酶活性测定指出，等位基因g-1850G比g-1850C等位基因启动子活性降低2倍，提示G等位基因产生EEDmRNA较少。

（二）基因组与溃疡性结肠炎

溃疡性结肠炎是消化道一个慢性、复发性炎性反应性疾病，有复杂的基因和环境病原学。MoGoven等收集2693例溃疡性结肠炎和6791例健康体检者，发现基因变异潜在发生溃疡性结肠炎的危险。59个单核苷酸多肽（SNPs）从14个独立的部位获得显著相关性（P＜0.01），其中7个部位有过多的广基因（P＜0.01）。2009例溃疡性结肠炎和180例对照者检验后，P120连环素有13个部位肯定与溃疡性结肠炎有显著相关性（P＜0.01），包括免疫球蛋白受体基因（FCGR2A，Fcy受体Ⅱa基因）、5P15、2P16和血清类黏蛋白3（OR-MDL3）。新近研究证实，染色体7q22（809799）和染色体22q13（IL-17REL）与溃疡性结肠炎有相关性。

溃疡性结肠炎时有多种基因导致疾病的发生。新近通过基因扩增联合扫描确定溃疡性结肠炎的3个新的易感位置，即人肝细胞核因子4α（NHF4α），rs1067342、上皮-钙多黏素基因（CDH1），rs1728785和层黏连蛋白（LAMB1），rs6949033。SNP　rs1067342在NHF4α位置和SNP　rs1728785　CDH1是伴有溃疡性结肠炎，这是首次研究证实NHF4α和CDH1是溃疡性结肠炎易感部位，提示上皮-屏障完整性在溃疡性结肠炎发病机制中的重要性。

TLR引起的先天免疫反应失调是溃疡性结肠炎的一个关键特征。研究发现，溃疡性结肠炎患者静止或活动期结肠黏膜的TLR-8、TLR-9和IL-16mRNA水平都显著增高，结果证实活动性溃疡性结肠炎患者TLR-2、TLR-4、TLR-8、TLR-9表达增加，且mRNA水平与炎性反应程度和炎性细胞因子有关。TLR-4特异地调节表皮生长因子相关的生长因子、表皮调节素（EPI）和角化细胞内分泌因子（AR）是表皮生长因子受体配体。AR是表皮生长因子家族新基因，是一种含844个氨基酸多肽的糖蛋白。TLR4调节EP1和AR表达，通过AR表达激活表皮生长因子受体（EGFR），引起肠上皮细胞（ICF）增生。在黏膜损伤反应时TLR4也调节GDFR配体的表达。最近报道，高加索人TLR4　D299G和T399I多态性是伴有发生溃疡性结肠炎的危险性增加。

MMPs产生增加在IBD组织损害上发挥重要作用，基因的编码变异将导致疾病的开始。Morgans等对419例溃疡性结肠炎患者进行MMPS基因单核苷酸多态的研究，结果提出MMPs基因的变异在溃疡性结肠炎易感性和临床结局上的作用有待进一步研究。

（三）细胞因子与溃疡性结肠炎

有许多细胞因子参与IBD的发病机制，其中IL-23、IL-21、IL-33相互间关系较多。活动性IBD时天然免疫细胞和适应性免疫细胞（B细胞和T细胞）在固有层大量浸润3肠道黏膜中这些细胞的数量增加和活化，提高了局部TNF-α、IL-1β、IL-6、IL-12、IL-23、IFNγ、IL-23、Th17细胞因子的水平增高DIL-23由抗原呈递细胞分泌（由亚单位P19和P40组成）。IL-23与IL-23受体复合物的结合引起Janus相关激酶（JAK2）-信号转导和转录激活（STAT3）的活化，从而调节转录活化。IL-23导致Th17细胞增生和（或）生存，

TNF（配体）超家族成员15（TNFS15）可增强IL-23的作用。IL-23还通过Th17依赖性途径引起肠道炎性反应。在溃疡性结肠炎时IL-23特异性增加。它来自结肠上皮下肌成纤维细胞的衍生。IL-β，TNF-α可显著增加IL-33 mRNA和蛋白表达，后者又受P42/44丝裂原激活蛋白激酶介导。IL-23在溃疡性结肠炎的发病中发挥重要作用。新近报道，克罗恩病时细胞毒T淋巴细胞抗原4（CTLA4）变异可由于IL-23R和NOD2相互作用引起。

IL-21有调节T细胞和B细胞功能，调节免疫和非免疫细胞活性，但IL-21产生过多可引起免疫炎性反应发生。新近一个报道提出IL-21抵抗感染性反应性肠病、免疫反应组织损伤。

Rodriguez-Pervarez等研究血清细胞因子在评估溃疡性结肠炎中的作用。溃疡性结肠炎患者有几种细胞因子在结肠黏膜过度表达，测定这些参数可用于诊断和疾病的评估。对细胞因子IL-1B、IL-2、IL-6、IL-8、IL10、IL-13、IL-17、IFN-、IFB-α进行多回归分析，结果指出，血清细胞因子谱是评价溃疡性结肠炎严重度和诊断的一个辅助工具，而IL-8是一个可靠的特殊化标记，与疾病的活动性紧密相关。

Yamamoto-Furusho等报道IL-19基因多态性在溃疡性结肠炎患者有保护作用。IL-19归属IL-10家族，且是一个强有力的免疫调节因子，结果提出IL-19多态性（rs2243188和rs2243193）可能在墨西哥个体溃疡性结肠炎的发生上有保护作用。

新近报道，溃疡性结肠炎的低度不典型增生（LGD）进展到癌与病变部位有关。Goldstone等，脾曲以下为远端，报道溃疡性结肠炎伴LGD121例，7例进展为结直肠癌（CRC），远端LGD与近端LGD相比，前者进展时间显著短，5年无肿瘤进展生存率远端LGD与近端LGD分别为（75±7）%和（95±3）%，且平坦型比隆起型进展者较多。结果指出，远端LGD肿瘤进展比近端LGD更常见和进展较快。溃疡性结肠炎发展为CRC10年和20年累计发生率分别为5.1%和17.5%，从溃疡性结肠炎到CRC平均14.7年。

（四）微生物与溃疡性结肠炎

结肠拥有比任何其他器官更大量和更多样的微生物，肠道免疫系统通常可耐受这种微生物负荷，据推测耐受性的破坏是IBD发病机制的中心环节。但在溃疡性结肠炎患者尚无这一结果的证据。抗生素治疗对溃疡性结肠炎无临床效应这一事实也不支持细菌在该病有重要作用。

（五）精神因素

临床上溃疡性结肠炎可因紧张、劳累而诱发，患者常有精神抑郁和焦虑的表现。有研究表明，溃疡性结肠炎患者男女均具有内向、内省、离群、保守、严谨、悲观、抑郁、焦虑紧张、情绪不稳定、易怒、对各种刺激情绪反应强烈、激动后难以平复的个性特点；同时存在人际关系敏感、抑郁悲观失望、焦虑心神不安、敌对而争论以及阳性症状痛苦水平较高等心理健康问题，上述个性和心理问题在一定程度上促发了溃疡性结肠炎，并使其恶化。身心因素交织并相互影响，使本病迁延难愈。但近年人群调查发现溃疡性结肠炎患者中有精神异常和精神创伤者并不多于一般人群，可能是患者罹患溃疡性结肠炎后，由于慢性腹泻、腹部不适等病痛的折磨而继发精神障碍，成为加重病情的不利因素。

（六）细胞凋亡与肠黏膜损伤

细胞凋亡指细胞接受某种信号或受到某些因素刺激后，由凋亡相关基因调控的细胞主动死亡的过程。那么，溃疡性结肠炎的结肠黏膜损伤是否与结肠黏膜上皮细胞凋亡异常有关，大量研究的结论是肯定的。正常结肠细胞凋亡主要发生于肠腔上皮，活动期溃疡性结肠炎除肠腔上皮细胞凋亡外，病变处和邻近非病变处隐窝上皮细胞凋亡也增加，从而破坏由上皮细胞构成的黏膜屏障，导致结肠黏膜损伤和溃疡。此外还有研究表明导致细胞凋亡的调控基因的变化，发现活动期溃疡性结肠炎患者调控蛋白APO-1和线粒体膜蛋白APO-2.7的表达较正常人显著增加，相关分析表明APO-1与APO-2.7的表达呈正相关，提示结肠黏膜上皮细胞凋亡增多与诱导凋亡基因APO-1的高表达有关。同时表明，活动期溃疡性结肠炎患者自身免疫基因（bcl-2）的表达显著增高，提示bcl-2表达上调是对结肠黏膜上皮细胞损伤的一种反应性增生。

（七）短链脂肪酸（SCFA）代谢障碍与溃疡性结肠炎

SCFA代谢，尤其是丁酸的代谢与溃疡性结肠炎的病因联系紧密。Roediger于1980年首先提出溃疡性结肠炎的发病可能是"结肠上皮代谢饥饿"所致。结肠上皮SCFA的氧化损伤程度与溃疡性结肠炎的严重程度呈平行关系。现已证实溃疡性结肠炎时肠道内碳酸氢盐产生减少，使肠腔内pH值降低，低pH值不利于SCFA菌株生长，而使乳酸大量产生，从而通过直接途径损伤结肠。结肠上皮细胞屏障依赖SCFA，主要是n-丁酸维持。n-丁酸主要来自厌氧菌的酵解，导致n-丁酸氧化下降的因素可能为综合因素，包括氮衍生物和硫化物。Clausen等从代谢动力学的角度阐述了丁酸为结肠黏膜上皮的最佳能量来源。若存在细胞内丁酸异常转运等，即使丁酸吸收无异常，也会发生SCFA代谢障碍。总之，SCFA与溃疡性结肠炎发病机制的关系主要涉及酶的异常、硫化物和乳酸对SCFA的影响以及代谢动力学等因素。

二、临床表现

发病年龄多为20~40岁，50岁以上少见，男、女无明显差异。起病多数缓慢，少数急性起病，偶见急性暴发起病。病程呈慢性经过，多表现为发作期与缓解期交替，少数症状持续并逐渐加重。部分患者在发作间歇期可因饮食失调、劳累、精神刺激、感染等诱因诱发或加重症状。

（一）消化系统表现

1.腹泻和黏液脓血便

见于绝大多数患者。腹泻主要与炎症导致大肠黏膜对水钠吸收障碍以及结肠运动功能失常有关，粪便中的黏液脓血则为炎症渗出、黏膜糜烂及溃疡所致。黏液脓血便是本病活动期的重要表现。大便次数及便血的程度反映病情轻重，轻者每日排便2~4次，便血轻或无；重者每日可达10次以上，脓血显见，甚至可大量便血。粪质亦与病情轻重有关，多数为糊状，重可至稀水样。病变限于直肠或累及乙状结肠患者，除可有便频、便血外，偶尔有便秘，这是病变引起直肠排空功能障碍所致。

2.腹痛

轻型患者可无腹痛或仅有腹部不适。一般诉有轻度至中度腹痛，多为左下腹或下腹的阵痛，亦可涉及全腹。有疼痛便意便后缓解的规律，常有里急后重。若并发中毒性巨结肠或炎症波及腹膜，有持续性剧烈腹痛。

3.其他症状

可有腹胀，严重病例有食欲缺乏、恶心、呕吐。

4.体征

轻、中型患者仅有左下腹轻压痛，有时可触及痉挛的降结肠或乙状结肠。重型和暴发型患者常有明显压痛和鼓肠。若有腹肌紧张、反跳痛、肠鸣音减弱，应注意中毒性巨结肠、肠穿孔等并发症。

（二）全身表现

一般出现在中、重型患者。中、重型患者活动期常有低度至中度发热，高热多提示并发症或见于急性暴发型。重症或病情持续活动可出现衰弱、消瘦、贫血、低蛋白血症、水与电解质平衡紊乱等表现。

（三）肠外表现

本病可伴有多种肠外表现，包括外周关节炎、结节性红斑、坏疽性脓皮病、巩膜外层炎、前葡萄膜炎、口腔复发性溃疡等，这些肠外表现在结肠炎控制或结肠切除后可以缓解或恢复；骶髂关节炎、强直性脊柱炎、原发性硬化性胆管炎及少见的淀粉样变性、急性发热性嗜中性皮肤病等，可与溃疡性结肠炎共存，但与溃疡性结肠炎本身的病情变化无关。国内报道肠外表现的发生率低于国外。

（四）类型分类

按本病的病程、程度、范围及病期进行综合分型。

1.按溃疡性结肠炎病情轻重可分为3级

（1）轻度：此型最常见，通常仅累及结肠的远端部分，病情轻，腹泻每日少于4次，腹痛、便血轻或无，无发热、脉速等全身症状，贫血无或轻，血沉正常。

（2）中度：介于轻度与重度之间，起病突然，腹泻每日4~5次，为稀便和血便，腹痛较重，有低热，体重减轻，食欲减退，可有肠道外表现。

（3）重度：起病急骤，腹泻每日6次以上，并有明显黏液脓血便，体温＞37.5℃、脉搏＞90次/分钟，血红蛋白＜100g/L，血沉＞30mm/h，有持续的严重腹痛，可出现低血压，甚至休克。

2.按溃疡性结肠炎病程经过可分为以下4型

（1）初发型：症状轻重不一，既往无溃疡性结肠炎史，可转变为慢性复发型或慢性持续型。

（2）慢性复发型：症状较轻，临床上最多见，治疗后常有长短不一的缓解期。在发作期结肠镜检查，有典型的溃疡性结肠炎病变，而缓解期检查仅见轻度充血、水肿，黏膜活检为慢性炎症，易误诊为肠易激综合征。有的患者可转为慢性持续型。

（3）慢性持续型：起病后常持续有轻重不等的腹泻、腹痛及全身症状等，持续数周到数年，其间可有急性发作。本型病变范围较广，结肠病变呈进行性，并发症多，急性发作时症状严重，有的需行手术治疗。

（4）急性暴发型：国内报道较少，约占溃疡性结肠炎的2.6%，国外报道占20%。多见于青少年，起病急剧，全身及局部症状均严重，高热、腹泻每日20~30次，便血量多，可致贫血、脱水电解质紊乱、低蛋白血症、衰弱消瘦，并易发生中毒性结肠扩张、肠穿孔及腹膜炎，常需紧急手术，病死率高。

3.病变范围

可分为直肠炎、直肠乙状结肠炎、左半结肠炎（结肠脾曲以远）、广泛性或全结肠炎（病变扩展至结肠脾曲以近或全结肠）。

4.病情分期

分为活动期和缓解期。

溃疡性结肠炎有两种分类法，即按溃疡性结肠炎病情轻重分类和按溃疡性结肠炎病程经过分类。

（五）并发症

溃疡性结肠炎的常见并发症。

1.消化道出血

便血是本病的主要临床表现之一，便血的多少也是衡量病情轻重的指标，但有时难以绝对定量。这里所说的大量便血是指短时间内大量肠出血，伴有脉搏增快、血压下降及血色素降低，需要输血治疗。

2.结肠狭窄

多发生在病变广泛、病程持续、长达5~25年及以上的病例，其部位多发生在左半结肠、乙状结肠或直肠。其原因是黏膜肌层的增厚，或假息肉呈团阻塞肠腔。临床上一般无症状，严重时可引起部分肠阻塞。

3.肠穿孔

多为中毒性肠扩张的并发症，也可出现在严重型。皮质激素的应用被认为是对肠穿孔的一个危险因素。

4.中毒性结肠扩张

这是本病的一个严重并发症，多发生在全结肠的患者，病死率可高达44%。临床表现为肠管高度扩张并伴有中毒症状，腹部明显胀气，最明显的扩张部位在横结肠，体检腹部可有压痛甚至反跳痛，肠鸣音显著减弱或消失。

5.结肠癌

目前已公认，溃疡性结肠炎并发结肠癌的机会要比同年龄和性别组的一般人群明显偏高，一般认为癌变趋势和病程长短有关，病程15~20年后，癌变的危险性大约每年增加1%。对于溃疡性结肠炎病程在10年以上者要注意癌变的可能。

6.息肉

发生率10%~80%，常称这些息肉为假性息肉。息肉好发生在直肠，也有人认为降结肠及乙状结肠最多，向上依次减少，其可随炎症的痊愈而消失，随溃疡形成而破坏，长期存留易癌变。

7.内瘘

肠腔与肠腔或肠腔与其他空腔脏器（如膀胱、阴道等）互相黏连，形成内瘘；肠腔与皮肤相通形成外瘘，虽较少，但偶有发生。

8.肛门及肛周疾病

如肛裂、直肠周围脓肿、肛瘘、痔脱出等。

9.其他系统并发症

6%~11.5%并发关节炎，多见于病变活动期，有时关节症状出现于肠道症状之前，多累及单个下肢大关节、呈游走性反复发作，亦可呈强直性脊椎炎和骶髂关节炎。有者出现虹膜睫状体炎、结合膜炎、巩膜表面炎，当出现眼症状时，常有全身性表现：结节性红斑、多形性红斑和紫斑、脓皮坏疽，也可出现口腔溃疡等。晚期可并发脂肪肝、硬化性胆管炎、胆管周围炎、慢性肝炎，有者进一步发生坏死后肝硬化。亦易发生贫血、营养不良、肾结石，特别多见于回肠造口术者。

三、诊断

（一）辅助检查

1.放射学钡剂检查

急性期一般不宜行钡剂检查。而特别注意的是重度溃疡性结肠炎在作钡灌肠时，有诱发肠扩张与穿孔的可能性。一般情况下，临床有症状时只用刺激性不大的缓泻剂，以免诱发急性发作。静止期时应常规操作肠道准备。钡灌肠对本病的诊断和鉴别诊断有重要价值。尤其对克隆病：结肠恶变有意义。临床静止期可作钡灌肠检查，以判断近端结肠病变，需排除克隆病者宜再行全消化道钡餐检查，气钡双重对比法更易发现黏膜浅表病变。

（1）轻度溃疡性结肠炎患者，X线检查阴性，中度和重度患者则有典型表现。

（2）结肠壁边缘呈小锯齿状突出的钡影及铁轨样皱襞相。

（3）假息肉形成，少数病例因结肠壁纤维化及息肉增生，可致肠腔变窄。

（4）结肠袋消失或变浅，结肠缩短僵直，甚至如水管样。

（5）雪花征：由于微小溃疡及糜烂而附着钡剂，钡斑点，气钡双重造影显示如雪花。

（6）直肠后间隙增大达2cm以上，表示直肠与直肠后组织有严重炎症。

2.内镜检查

目前一致认为结肠镜检查对溃疡性结肠炎的诊断和鉴别诊断均有重要价值。结肠镜下的主要表现是：大肠黏膜糜烂、溃疡和假性息肉形成。由于病变时期和病变程度不同，表现有较大差别。在活动期，初时，大肠黏膜充血、水肿，血管纹理不清，半月襞增厚，肠腔虽正常，但经常出现痉挛现象。随后，大肠黏膜变得粗糙、脆，容易出血，肠腔内常有血性分泌物。进一步发展，肠黏膜出现散在点状糜烂、溃疡，溃疡逐渐融合成片，出现形状不规则溃疡面，周围有脓性分泌物，病变肠段正常黏膜少见。缓解期主要表现为大肠黏膜萎缩、假性炎症性息肉。

镜下改变，分急性期和慢性期两种情况：

（1）急性期表现：轻度：黏膜充血、水肿、分泌物增多，有密集分布的小出血点，并见散在渗血及出血。中度：黏膜充血，水肿明显。黏膜表面呈颗粒状，肠壁脆而易接触出血，有多数细小浅表溃疡，黏膜分泌物增多。重度：黏膜出血，水肿更显著，病变部位几乎无正常黏膜，黏膜呈粗细不等的颗粒状及假性息肉，或溃疡明显增多并融合成片，有黏膜桥形成。极易接触出血或黏膜糜烂，结肠自发出血，有假膜或黏膜脓血性渗出物覆盖，有时见岛状或假息肉样黏膜增生。

（2）慢性期表现：活动期：可见正常黏膜结构消失，肠壁僵硬，肠腔狭窄呈管状，有炎性息肉或溃疡。黏膜分泌物增多，有充血、水肿或渗血。静止期：肠壁僵硬，肠腔狭窄呈管状，有多数假息肉形成。黏膜炎症轻，苍白、出血少，正常结构消失，显得干燥粗糙。

3.溃疡性结肠炎的实验室检查法

（1）血常规：中、重度患者，血常规提示为低血色素、小细胞性贫血，系缺铁与失血引起，有些患者与溶血有关。白细胞正常或升高，明显升高与核左移、中毒颗粒出现见于重症。血细胞压积低于25%。网织红细胞增多见于病情持续者。

（2）血沉：血沉增快是疾病活动期的简易而可靠指标之一。

（3）血清蛋白电泳：$\alpha 1$糖蛋白升高是活动期可靠指标，$\alpha 2$糖蛋白升高则反映病情缓解。低蛋白血症说明病变广泛，通常已越过乙状结肠。γ球蛋白下降为预后不良之兆。

（4）凝血因子与纤维蛋白原：血液中凝血因子的缺乏是凝血酶原时间延长的原因，可能与缺乏维生素K有关。纤维蛋白原常降低，但重度患者可发生弥散性血管内凝血，出现高凝血状态，引起血栓形成，主要由于第Ⅷ因子活性增加，常见本病活动期，预后不良。这时表现为纤维蛋白原增加。

（5）电解质测定：血清电解质紊乱见于重度病。低钾血症最常见，低钠血症次之，亦可出现低镁血症，以及低钙血症。

（6）肝功能方面：部分患者有异常。

（7）铁代谢：常由慢性失血可致铁储备减少，血清铁、铁蛋白及转铁蛋白下降。

（8）血锌：在应用ACTH治疗或完全性肠道外营养者，血锌含量可降低。

（9）约30%活动患者，可见小肠木糖吸收障碍。40%的患者有水、钠、氯、脂肪吸收障碍，偶见维生素B12吸收障碍或维生素K缺乏。

（10）大便常规：肉眼检查发现血、黏液及脓血，镜下见大量红细胞、白细胞、脓细胞及吞噬细胞，粪便培养无真菌及致病菌生长。

（二）诊断

溃疡性结肠炎为一结肠黏膜非特异性炎症，其诊断依据应包括临床表现慢性腹泻、黏液脓血便，以及腹痛、不同程度的全身症状，反复发作等；再结合实验室检查、X线、纤维结肠镜及病理学变化；并要排除一些特异性结肠炎和癌肿后，方可诊断。

一个完整的诊断应包括其临床类型、严重程度、病变范围及疾病分期。

1.诊断依据

（1）腹痛、腹泻，排黏液血便。

（2）全身表现及肠外表现。

（3）多次粪便常规检查及培养未发现病原体。

（4）X线钡灌肠显示肠黏膜颗粒样或结节样，皱襞粗大、紊乱。

2.诊断标准

2007年中华医学会消化分会制订了新的溃疡性结肠炎诊断标准。

（1）诊断本病需先排除细菌性痢疾、阿米巴痢疾、血吸虫病、肠结核及Crohn病、放射性肠炎等原因明确的结肠炎症。

（2）具有典型的临床表现，并有结肠镜或X线的特征性改变中的一项。

（3）临床表现不典型，但有典型结肠镜或X线表现或病理活检证实。

（4）临床上有典型症状或者典型既往史，但目前结肠镜或钡剂灌肠检查并无典型改变者，应列为"疑诊"随访。

（5）一个完整的诊断应包括临床类型、病变范围、严重程度和病情分期。

四、鉴别诊断

（一）急性细菌性痢疾

常有急性细菌性痢疾史，抗菌药物治疗有效，粪便培养分离出痢疾杆菌，结肠镜检时取黏液脓性分泌物培养的阳性率较高。

（二）阿米巴痢疾

病变主要侵犯右侧结肠，也可累及左侧结肠，结肠溃疡较深，边缘深切，溃疡间黏膜正常。粪便或结肠镜取出的分泌物中可找到阿米巴滋养体或包囊。抗阿米巴治疗有效。

（三）克罗恩病

克罗恩病常发生在小肠和右半结肠，我国较欧美国家少见，而肠结核是常见病。不少患者需先行抗结核治疗观察病情变化，以减少肠结核的漏误诊。溃疡性结肠炎大部分患者均发生在直肠或直-乙结肠处。

（四）结肠息与结肠癌

通过结肠镜检查即可鉴别，而钡灌肠有时可出现漏误诊。

（五）缺血性肠病

目前缺血性肠病在老年人群中不少见，其特点是老年人、起病急、出现急性腹痛，旋即鲜血少量频频便出，侵及病变多见于乙状结肠、降结肠，而很少侵及直肠。内镜下结肠黏膜变化有时很难区别于溃疡性结肠炎，因此要结合临床特点全面分析。

（六）肠结核

虽然我国近期肠结核发病率较以往有所下降，但在我国各地区仍不少见，典型的肠结核病变多位于回盲部，呈环形"鼠咬状"溃疡改变，如病理发现结核杆菌即可确诊，但目前结核杆菌培养率低，病变表现不典型，需仔细分辨，肠结核亦可见于小肠，因此，在小肠末端或回盲部见到的溃疡一定要想到结核病并进行鉴别或抗结核试验治疗。

（七）抗生素性结肠炎

这类患者多见于在服用抗生素后不久即有便血发生。结肠镜下可见地图样改变，即有的地方黏膜充血、水肿，有的地方黏膜为正常，易误诊为溃疡性结肠炎。停用抗生素后便血即停止，结肠黏膜病变几天后即可恢复正常。因此，病史采集时要询问近日是否使用过抗生素。

（八）痔疮

患痔疮者很多见，若在肛门口以上有某种疾病（如结肠癌、溃疡性结肠炎、结肠息肉等），在瘤体或肠黏膜表面常有炎性渗出物下行到肛门口，从而引发痔核表面发炎，排便时痔可被刮破而出血。如果面对便血者医生只想到痔出血，而且检查时也看到痔出血时，就有可能忘记了肛门口以上结肠里的重要病变。所以，对有"痔疮出血"的患者，一定要择期做全结肠镜检查。

五、治疗

溃疡性结肠炎治疗应采用综合疗法，包括休息、饮食调节进少渣饮食，忌食乳类及过敏食品，重者应行肠外营养（TPN），纠正水、电解质紊乱，补充蛋白质，改善全身状况，解除精神因素及对症治疗。

（一）药物治疗

1.氨基水杨酸类药物

5-氨基水杨酸类药物用于治疗溃疡性结肠炎的可能机制是改变肠道微生物体系，改变黏膜内前列腺素合成及电解质交换，阻止炎症递质的合成和释放等。柳氮磺吡啶（SASP）是治疗溃疡性结肠炎的常用药物，由5-氨基水杨酸（5-ASA）及磺胺吡啶（SP）结合而成，适用于轻型、中型溃疡性结肠炎患者或重型溃疡性结肠炎经糖皮质激素治疗已缓解者，SASP治疗溃疡性结肠炎已多年，口服4~6g/d，分3~4次口服；64%~77%患者疗效良好，症状缓解后以2g/d维持，至少1年，89%的患者可保持无症状。SASP用量大时疗效提高，但不良反应亦增加：其不良反应包括消化道反应、头痛、贫血、过敏反应引起的皮疹、男性不育、肝毒性、胰腺炎、肺炎、白细胞减少等。近年来，国内外已开发出许多5-ASA的新剂型，如美沙拉嗪（MS）、奥沙拉嗪、巴柳氮等。MS可使5-ASA到达结肠发挥药效，其疗效与SASP相当，但耐受性比较好。MS的新剂型主要有两种，一种为缓释颗粒剂艾迪莎，另一种为缓释剂颇得斯胺。奥沙拉嗪由两分子的5-ASA通过偶氮键连接而成，疗效与SASP相似，可用于治疗轻中度溃疡性结肠炎患者，因其经口服后在胃和小肠内极少吸收和分解，故无明显严重的不良反应。巴柳氮是一种新的5-ASA衍生物，进入体内在结肠内被细菌活化并裂解为5-SAS，与SASP相比不良反应明显减少，耐受性较好。此外，巴柳氮用于控制夜间症状效果也较好。

近年不少学者注意到局部给药能减少不良反应，如应用SASP或5-ASA肛栓或灌肠剂，局部药物浓度提高并维持时间较久，使疗效提高。尚有报道，局部用药与全身治疗有协同作用，可减少SASP口服量。其治疗机制与抑制白三烯、前列腺素等的产生，亦可抑制自由基等有关。口服SASP者，有13%~42%出现胃肠反应，尚有药物热、皮疹、粒细胞减少、贫血、肝肾损害及胰腺炎等，其发生率与用量成正相关。

此外，4-氨基水杨酸（4-ASA）又称PAS，系一抗结核药，以2g溶于100mL水中，每日保留灌肠一次，治疗8周有效率达83%。Ginsberg等报道4-ASA每日分次口服4g，经12周治疗，55%患者疗效良好。4-ASA对溃疡性结肠炎治疗的机制尚不明。

2.肾上腺皮质激素类药物

肾上腺皮质激素类药物是治疗溃疡性结肠炎的经典药物，能抑制磷酸酯酶A，阻止细胞膜磷脂中结合型花生四烯酸转化为游离型，稳定细胞及溶酶体膜，调节免疫功能，减少巨噬细胞及中性白细胞进入炎症区。能阻滞白三烯、前列腺素、血栓素等形成，降低炎症反应，而使溃疡性结肠炎临床症状迅速改善。主要用于中、重度急性发作期或爆发型及SASP、5-ASA疗效不佳的溃疡性结肠炎患者。传统激素类药物如泼尼松龙龙、可的松、氢化可的松对短期缓解症状有很好的效果，一般活动性溃疡性结肠炎口服强的松龙40~60mg/d；病情重且疗效不佳者，可静脉滴注琥珀酸氢化考的松100mg加入100mL液体中直肠滴注，优于保留灌肠。糖皮激素长期应用，易产生水钠潴留、高血糖、消化道症状、向心性肥胖等不良反应，故待症状好转后应渐减量，经2~3个月停药，对溃结缓解率为55.7%~88.2%，长期持续低剂量应用糖皮质激素维持治疗，但并不能防止复发。近年一些新型皮质激素如丁地去炎松、巯氢考的松等，无全身不良反应，灌肠治疗溃疡性结肠炎，疗效优于其他皮质激素。有人用丙酸氟替卡松系一口服后全身生物利用度低的含氟皮质类固醇，具有不易被吸收，大部到达结肠的特点，以每次5mg每日4次口服，共4周，其疗效因用量小较泼尼松龙稍差，如提高用量疗效亦提高，但很少有不良反应。

尚有糖皮质激素泡沫剂，小剂量直肠注入与大剂量氢化考的松保留灌肠疗效相等，较灌肠方便。近年来出现的新型制剂多以灌肠给药，全身不良反应较小。Okamura等的临床试验证实，促肾上腺皮质激素（ACTH）与环孢素合用效果更佳，且不易复发，可用于激素治疗无效或疗效不明显者。

3.免疫抑制剂类药物

该类药物主要通过干扰嘌呤的生物合成或作用于免疫反应的某一点而发挥免疫抑制作用。早期用于治疗溃疡性结肠炎的免疫抑制剂硫唑嘌呤（AZA）、6-巯基嘌呤（6-MP）及甲氨蝶呤（MTX）等，环孢素-A开始4mg/（kg·d）静脉用，一般7日内见效，然后改为8mg/（kg·d）。由于该类药物起效较慢，毒性较大，特别是对骨髓造血功能有影响，因此其应用受到限制。20世纪70年代从真菌代谢产物中提取的环孢素，是一种具有强免疫抑制作用的脂溶性多肽，主要用于激素治疗无效的重症溃疡性结肠炎患者，使其度过危险期，是糖皮质激素安全、有效的替代治疗药物。目前疗效较好的新型免疫抑制剂为他克莫司（Tacrolimus，FK506），可抑制T细胞反应。该药最常见的不良反应是震颤、高血糖、高血压和感染，肾损害罕见，停药后消失，尚未发现本药对孕妇及新生儿有不良影响。

4.生物学疗法

近年来细胞因子的研究有很大的进展。肿瘤坏死因子（TNF）被认为是IBD理想治疗。现已用于临床的抗TNF-α的单克隆抗体有人鼠嵌合的抗体（CDP571）、人的IgG1抗TNF-α抗体（D2E7），和抗肿瘤坏死因子受体蛋白等。其中以英夫利昔单抗的应用最早。核因子kB（NF-κB）是一种与许多基因的转录启动有关的核因子，在IBD的发病机制中起着重要的作用。其抑制蛋白IkB可封闭NF-κB上的核定位序列，使其滞留于细胞质。通过抑制NF-κB信号通路来抑制相应基因的表达已成为溃疡性结肠炎治疗研究的重点。

5.高压氧（HBO）治疗

孙进富等报道，有HBO治疗17例慢性溃疡性结肠炎，治疗压力为0.2MPa，吸氧90分钟，每日1次，10次为1个疗程，治愈率为82%，总有效率达98%，其中有14例半年后随访无复发，Grigor及梁光杯等应用HBO治疗溃疡性结肠炎亦取得满意疗效。

6.鱼油

鱼油为白三烯合成抑制剂，口服鱼油辅助治疗轻、中度活动性溃结，可获临床改善。有报道在用糖皮质激素、SASP治疗的同时，辅以口服鱼油5.4g/d，可提高疗效。

7.抗生素

对有并发感染者，应有针对性地选用抗生素，但不宜作为常规用药，以免改变患者对SASP的疗效和反应，可选用喹诺酮类及磺胺药。近年来发现甲硝唑不仅可抑制肠内厌氧菌、减轻溃疡性结肠炎症状。另外，甲硝唑有影响白细胞趋化性及某些免疫抑制作用，对溃疡性结肠炎有一定疗效。但用量大，用时较久，易生胃肠反应。

8.色甘酸二钠

色甘酸二钠能稳定肥大细胞膜，阻止脱颗粒，抑制组织胺、5-羟色胺、慢反应物质等递质释放，减轻抗原-抗体反应对肠壁损伤。200mg/次，每日3次餐前服；或600mg保留灌肠，有报道与强的松龙20mg疗效相似。

9.肝素

肝素有抗血栓和抗感染作用。Gaffney等连续报道合用肝素、SASP对难治性溃疡性结肠炎取得疗效。10例患者中，6例用肝素10000U，每日2次皮下注射，同时服5-ASA，平均病情改善时间为3.2周，取得缓解平均时间为6周。患者生活质量大为提高，可停用皮质类固醇，减少手术需求。对SASP和（或）类固醇治疗无效的溃疡性结肠炎患者可采用肝素治疗。溃疡性结肠炎可伴有血栓栓塞性疾病、中毒性结肠扩张、皮肤坏疽性化脓症，肝素对肠外表现的疗效正在评估中。

第七节　肠梗阻

一、概述

肠梗阻是一种常见的外科急腹症，凡肠内容物不能正常运行或通过发生障碍时称为肠梗阻，一旦肠管发生梗阻不但可以引起肠管本身解剖和功能上的改变，并可导致全身性生理紊乱。在临床上以腹痛、呕吐、腹胀及便秘为主要表现。肠梗阻具有病因复杂、病情多变、发展迅速等特点，若处理不当，后果严重。

按病因分为：机械性肠梗阻、动力性肠梗阻、血动性肠梗阻。按梗阻有无血运障碍分为：单纯性肠梗阻、绞窄性肠梗阻。根据梗阻的部位可分为高位和低位肠梗阻两种，根据梗阻的程度可分为完全性和不完全性肠梗阻，按发展过程快慢可分为急性和慢性肠梗阻。若一段肠管两端均受压且不通畅者称闭襻性肠梗阻，闭襻肠管中的气体和液体无法减压，易发生血运障碍。

（一）诊断

1.症状

（1）腹痛：询问腹痛初起的准确时间、腹痛性质、间隔期和持续时间的长短、变化程度与进食和排便的关系、缓解因素、伴发症状等，从中找到确定病因的证据。

（2）腹胀：询问腹胀程度、感觉、位置及变化等。

（3）呕吐：询问呕吐出现的时间、次数、频度、内容物的量和性质，以及呕吐时与吐后的感觉。

（4）排便、排气情况：询问肛门是否停止排便排气、最后一次排便排气的时间及肛门是否有血性或其他色泽粪便排出。

2.体征

早期单纯性肠梗阻一般无明显全身症状，随病情进展可出现口唇干燥、皮肤无弹性、眼窝凹陷、少尿或无尿等脱水表现。发生绞窄时可表现为烦躁不安、发热、脉率快、血压下降、休克等。腹部检查时要显露充分，上自乳头水平，下至股部均应仔细检查。

（1）腹部视诊：可见到腹胀及肠蠕动波。

（2）触诊：单纯性肠梗阻可有轻度压痛，绞窄性肠梗阻可有固定压痛和腹膜刺激征。

（3）叩诊：绞窄性肠梗阻时可出现移动性浊音。

（4）听诊：肠鸣音亢进，可闻及气过水声或金属音，麻痹性肠梗阻时肠鸣音减弱或消失。应常规进行直肠指检。直肠指检若触及肿块，则可能为直肠肿瘤或低位肠腔外肿瘤甚至为肠套叠，若指套染血，应考虑结肠套叠、肠肿瘤、肠绞窄或肠系膜血管栓塞的可能。

3.检查

直肠指诊应作为常规检查不能忽略。如触及肿块，可能为直肠肿瘤所引起的结肠梗阻、极度发展的肠套叠的套头或低位肠腔外肿瘤。

实验室检查中，血红蛋白及红细胞压积可因脱水、血液浓缩而升高，白细胞计数和中性粒细胞明显增加，多见于绞窄性肠梗阻，全血二氧化碳结合力和血清Na^+、K^+的变化，可反映酸碱失衡和电解质紊乱的状况。呕吐物和粪便检查有大量红细胞或隐血阳性，应考虑肠管有血运障碍。

X线检查：一般在肠梗阻发生4~6小时后，即显示出肠腔内气体;立位或侧卧位透视或拍片，可见多数液平面及气胀肠襻。但无上述征象，也不能完全排除肠梗阻的可能。由于肠梗阻的部位不同，X线表现也各有其特点。如在高位小肠梗阻时，空肠黏膜环状皱襞可显示出"鱼肋骨刺状"，回肠黏膜则无此表现；结肠胀气位于腹部周边，显示结肠袋形。当怀疑肠套叠、乙状结肠扭转或结肠肿瘤时，可行钡剂灌肠以助诊断。在小肠梗阻时，忌用胃肠造影的方法，以免加重病情。在病情严重、低血压、休克患者，有时立位平面相可造成直立性虚脱，值得临床医师注意。

4.诊断要点

（1）腹痛、呕吐、腹胀、肛门排气和排便停止几大症状和腹部可见肠型或蠕动波，肠鸣音亢进，压痛和腹肌紧张。

（2）机械性肠梗阻具有上述典型临床表现，早期腹胀可不显著。麻痹性肠梗阻无阵发性绞痛等肠蠕动亢进的表现，相反肠蠕动减弱或消失，腹胀显著，而且多继发于腹腔内严重感染、腹膜后出血、腹部大手术后等。

（3）有下列表现者，应考虑绞窄性肠梗阻的可能。

①发病急，开始即为持续性剧烈腹痛，或在阵发性加重之间仍有持续性疼痛。有时出

现腰背部痛，呕吐出现早、剧烈而频繁。

②病情发展迅速，早期出现休克，抗休克治疗症状改善不显著。

③明显腹膜刺激征，体温上升、脉率快、白细胞计数增高。

④腹胀不对称，腹部有局部隆起或触及有压痛的肿块。

⑤呕吐物、胃肠减压抽出液、肛门排出物为血性，或腹腔穿刺抽出血性液体。

⑥经积极非手术治疗而症状体征无明显改善。

⑦腹部X线检查见孤立、凸出胀大的肠祥、不因时间而改变位置，或有假肿瘤状阴影；若肠间隙增宽，提示有腹腔积液。

（4）高位小肠梗阻的特点是呕吐发生早且频繁，腹胀不明显。低位小肠梗阻的特点是腹胀明显，呕吐出现晚而次数少，可吐粪便样内容物。

（5）完全性梗阻呕吐频繁，如为低位梗阻腹胀明显，完全停止排气、排便。

5.鉴别诊断

鉴别诊断主要在于区分肠梗阻的部位、性质与是否存在绞窄病因。疼痛的性质为阵发性伴肠鸣音亢进多提示为机械性梗阻；腹胀明显且肠鸣音减弱提示为麻痹性梗阻；呕吐频繁为高位肠梗阻的表现；病情发展迅速、出现腹膜刺激症状、血流动力学不稳等说明肠绞窄的可能性较大，应引起重视。

（二）治疗

肠梗阻的治疗在于缓解症状，恢复肠道的通畅，包括非手术治疗与手术治疗。值得注意的是对患者生命的威胁主要在于肠梗阻带来的全身病理生理变化。因此不论是否采取手术治疗，首先应给予非手术治疗以纠正肠梗阻带来的全身性病理生理紊乱，为手术治疗创造条件。

1.非手术治疗

主要包括以下措施。

（1）胃肠减压：肠梗阻诊断明确后，应立刻进行胃肠减压，以减轻腹胀，胃管保留在胃内，可吸出由肠管逆流到胃内的液体与气体，更主要是可将吞咽带进的气体抽出，减轻肠管膨胀的程度。腹胀减轻后还有利于改善呼吸和循环功能。应用胃肠减压后12小时，重复进行X线检查，若小肠内充气减少，结肠充气时，证明肠梗阻有所缓解。

（2）纠正水和电解质平衡：根据肠梗阻的部位、梗阻时间的长短以及实验室检查的结果来补充水和电解质。由于呕吐与胃肠减压所丢失的液体与细胞外液相似，需补充的液体以等渗液为主。绞窄性肠梗阻或晚期的单纯性肠梗阻患者，常有大量血浆和血液的丢失，还需补充血浆和全血。

（3）抗生素：单纯性肠梗阻一般不需使用抗生素。绞窄性肠梗阻时则需使用，可减少细菌繁殖，预防切口及肺部感染。

（4）对症治疗：单纯性肠梗阻患者可经胃管注入石蜡油、花生油或通便泻下的中药，疼痛剧烈患者可应用解痉剂。

2.手术疗法

绞窄性肠梗阻、肿瘤及先天性肠道畸形引起的肠梗阻，以及非手术治疗无效患者均应手术治疗。手术的原则和目的是：在最短的时间内，以最简单的方法解除梗阻或恢复肠腔的通畅。手术方式的选择应根据病因、病理变化、梗阻部位、梗阻程度和患者全身情况而定。手术可归纳为如下几种。

（1）解除引起梗阻的原因：如黏连松解术、肠套叠整复或肠扭转复位术等。

（2）肠切除吻合术：如肠管因肿瘤、炎症性狭窄等，或局部肠袢坏死，应行肠切除吻合术。梗阻原因解除后，判断肠管有无生机至关重要。如果肠壁已呈暗红色，失去光泽和弹性，无蠕动能力，对刺激无收缩反应，肠系膜终末动脉无搏动，则表示已发生肠坏死，应行肠切除。如有可疑，可用0.5%普鲁卡因或0.5%利多卡因肠系膜根部封闭，温盐水纱布热湿敷，将其放入腹腔20~30分钟，若见肠壁颜色和光泽好转，肠系膜终末动脉搏动出现，则说明肠管仍有生机。否则，即表明肠管已坏死。

（3）短路手术：当引起梗阻的原因既不能简单解除，又不能切除时，可行梗阻近端与远端肠袢的短路手术。

（4）肠造口或肠外置术：如患者病情危重，不能耐受复杂手术，可用此类术式解除梗阻。该手术主要适用于低位肠梗阻，如急性结肠梗阻，一般采用梗阻近侧肠造口，以解除梗阻；也适用于麻痹性或痉挛性肠梗阻，蛔虫或粪块堵塞引起的肠梗阻，炎症引起的不完全性肠梗阻，肠套叠早期等。在治疗过程中，应严密观察，如症状、体征不见好转或反而加重，应改为手术治疗。除前述基础疗法外，还包括中药治疗、口服或胃肠道灌注植物油、针刺疗法，以及根据不同病因采用低压空气或钡灌肠，经乙状结肠镜插管，颠簸疗法等各种方法。

二、黏连性肠梗阻

黏连性肠梗阻比较常见，占全部肠梗阻病例的40%~50%。其中先天性腹腔内黏连（如美克耳憩室的系带、胎粪性腹膜炎）所致者极少，而以后天性腹腔内黏连为最多，好发于腹腔内手术、感染、肿瘤、腹部损伤，腹内出血或异物残留最多见。

（一）临床表现

黏连性肠梗阻大多有腹部手术史，发生时间可以在术后几周到数年之久，有的甚至数十年。可有多次反复发作。大部分黏连性肠梗阻发生在回肠且为单纯性，临床表现同一般小肠梗阻。

（二）诊断要点

（1）多有腹腔手术、创伤或感染病史。
（2）以往有慢性肠梗阻症状和多次急性发作史。
（3）突发性典型的机械性肠梗阻表现。

值得注意的是手术后早期（5～7日）即可出现黏连性肠梗阻，应与术后肠麻痹恢复期的肠蠕动功能失调相鉴别。其鉴别要点：

（1）术后肠麻痹是术后的持续表现，多在术后3～4日内恢复，当自肛门排气排便后，症状便自行消失。而黏连性肠梗阻则常常先有肛门排便排气后又停止，并伴有绞痛和肠鸣音亢进。

（2）腹部X线，肠麻痹时全部肠道均有积气，而黏连性梗阻积气积液仅限于梗阻以上的肠管。

（三）治疗

黏连性肠梗阻应尽量避免反复手术治疗。若是单纯性梗阻，应首先选择基础治疗，如基础治疗无效或怀疑有绞窄时，宜及时做手术探查。

（1）全面探查，不满足于一处或几处梗阻的发现。

（2）以钝性分离为主，减少损伤。

（3）对于黏连广泛，分离后有较多粗糙面者，可行部分或全部小肠排列术。

手术方式可根据病变情况采用黏连松解或束带切断术，有肠坏死者，应行肠切除吻合术。

（四）注意事项

1.黏连性肠梗阻

多数为单纯性肠梗阻，一般采用禁食、胃肠减压、输液、防治感染等非手术方法，尽可能避免手术治疗，以减少手术后再黏连。

2.腹腔内黏连

腹腔内黏连是浆膜对损伤和炎症正常生理反应，故在腹腔手术中采用一些方法尽可能减少损伤和炎症，以减少黏连性肠梗阻的发生。手术中仔细止血。不做大块结扎，防止浆膜面暴露干燥和异物残留等。

3.使用抗黏连药物或材料

如胰蛋白酶、右旋糖酐、透明质酸酶等。

4.加强术后处理，促使肠功能恢复

如早期下床活动，使用促进肠蠕动药物。

第三章　血管外科疾病

第一节　血栓闭塞性脉管炎

血栓闭塞性脉管炎（TAO）是一种以周围血管炎症和闭塞为特点的疾病，主要累及四肢中、小动静脉，尤以下肢为甚。绝大多数患者为青壮年男性吸烟者。

此病曾称为Buerger病。尽管有学者曾提出血栓闭塞性脉管炎是动脉硬化性闭塞症的早期表现，但大多数学者仍认为血栓闭塞性脉管炎是不同于动脉硬化性闭塞症的一种独立的疾病。

血栓闭塞性脉管炎的病因至今尚不清楚，一般认为与吸烟、寒冷、潮湿、外伤、感染、营养不良、激素紊乱、遗传、血管神经调节障碍及自身免疫功能紊乱有关。血栓闭塞性脉管炎主要累及肢体的中、小动静脉。以下肢胫前动脉、胫后动脉、腓动脉、足背动脉和趾动脉最为多见，也可累及上肢桡动脉、尺动脉和指动脉，较少累及较大的动脉如股动脉和肱动脉。伴行静脉和浅表静脉也可累及，但程度较轻。累及心、脑、肠、肾等内脏的血管较罕见。

病理改变的特点是血管全层非化脓性炎症，管壁结构仍然完整。病变呈节段性，节段之间有内膜正常的管壁。病变血管有广泛内皮细胞增生和全层成纤维细胞增生及淋巴细胞浸润。早期即有血栓形成，血栓内含有许多内皮细胞和成纤维细胞。后期血栓机化并伴细小的再管化。病变后期，动脉周围广泛纤维化，常包绕静脉和神经形成纤维条索。受累静脉的病理变化与动脉相似。血管壁的交感神经可发生神经周围炎、神经退行性变和纤维化。血管闭塞的同时，虽可逐渐建立侧支循环，但常不足以代偿。

血栓闭塞性脉管炎的病理生理变化可归纳为中、小血管炎症所产生的局部影响和动脉闭塞所引起的肢体供血不足两个方面。

一、临床表现

（一）疼痛

疼痛是本病最突出的症状。病变早期，由于血管痉挛，血管壁和周围组织神经末梢受到刺激而使患肢（趾、指）出现疼痛、针刺、烧灼、麻木等异常感觉。随着病变进一步发展，肢体动脉狭窄逐渐加重，即出现缺血性疼痛。轻者行走一段路程以后，患肢足部或小腿胀痛，休息片刻疼痛即能缓解，再次行走后疼痛又会出现，这种现象称为间歇性跛行。产生间歇性跛行的机制一般认为是血液循环障碍时，肌肉运动后乳酸等酸性代谢产物积聚，刺激局部神经末梢引起疼痛。也有学者认为，动脉狭窄或闭塞后，动脉压降低，肢体运动时，肌肉收缩所产生的压力超过肌肉内动脉的压力，使局部血流显著减少，从而引起患肢疼痛。重者即使肢体处于休息状态，疼痛仍不能缓解，称为静息痛。此时疼痛剧烈、持续，尤以夜间为甚。患肢抬高疼痛加重，下垂后则略有缓解。患者常屈膝抱足而坐，或将患肢下垂于床旁，以减轻患肢疼痛，形成血栓闭塞性脉管炎的典型体位。一旦患肢发生溃疡、坏疽、继发感染，疼痛更为剧烈。

（二）发凉、皮温降低

患肢发凉、怕冷，对外界寒冷敏感也是血栓闭塞性脉管炎常见的早期症状。随着病情的发展，发凉的程度加重，并可出现动脉闭塞远端的肢体皮肤温度降低。

（三）皮肤色泽改变

患肢缺血常使皮肤呈苍白色，肢体抬高后更为明显。下述试验有助于了解肢体循环情况：

1.指压试验

指压趾（指）端后观察局部皮肤或甲床毛细血管充盈情况，如果松开后5秒皮肤或甲床仍呈苍白色或淤紫色，表示动脉供血不足。

2.肢体抬高试验

抬高肢体（下肢抬高70°～80°，上肢直举过头），持续60秒，如存在肢体动脉供血不足，皮肤呈苍白或蜡白色。下垂肢体后，皮肤颜色恢复时间由正常的10秒延长到45秒以上，且颜色不均呈斑片状。肢体持续处于下垂位时，皮肤颜色呈潮红或淤紫色。

3.静脉充盈时间

抬高患肢，使静脉排空、瘪陷，然后迅速下垂肢体，观察足背浅表静脉充盈情况，如果静脉充盈时间大于15秒，表示肢体动脉供血不足。此外，部分患者受寒冷刺激或情绪波动，可出现雷诺综合征，表现为指（趾）皮肤苍白、青紫、潮红的间歇性改变。

（四）游走性血栓性浅静脉炎

40%～50%的血栓闭塞性脉管炎患者发病前或发病过程中可反复出现游走性血栓性浅静脉炎。急性发作时，肢体浅表静脉呈红色条索、结节状，伴有轻度疼痛和压痛。2～3周后，红肿疼痛消退，但往往留有色素沉着。经过一段时间，相同部位或其他部位又可重新出现。因此，游走性血栓性浅静脉炎常是血栓闭塞性脉管炎的前驱表现。

（五）肢体营养障碍

患肢缺血可引起肢体营养障碍，常表现为皮肤干燥、脱屑、皲裂，汗毛脱落、出汗减少，趾（指）甲增厚、变形、生长缓慢，肌肉萎缩、肢体变细。严重时可出现溃疡、坏疽。溃疡、坏疽常先出现在趾端、甲旁或趾间，可因局部加温、药物刺激、拔甲、损伤等因素诱发。开始多为干性坏疽，继发感染后形成湿性坏疽。根据溃疡、坏疽的范围可分为三级。Ⅰ级：溃疡、坏疽局限于趾（指）部；Ⅱ级：溃疡、坏疽超过跖趾（掌指）关节；Ⅲ级：溃疡、坏疽超过踝（腕）关节。

（六）肢体动脉搏动减弱或消失

根据病变累及的动脉不同，可出现足背动脉、胫后动脉、腘动脉或尺动脉、桡动脉、肱动脉等动脉搏动减弱或消失。但需注意，约有5%的正常人足背动脉先天性阙如而不能扪及搏动。尺动脉通畅试验（Allen试验）可鉴别尺动脉搏动未扪及者动脉体表位置解剖变异和动脉闭塞。方法是抬高上肢，指压阻断桡动脉后，重复握拳数次，促使静脉回流。然后将手放至心脏水平，如果尺动脉通畅，手指和手掌皮肤迅速转为粉红色（40秒内）。反之，只有解除桡动脉指压后，皮色才能恢复正常。尺动脉通畅试验还可了解尺动脉搏动存在者，尺动脉远端通畅情况。方法同上，如持续指压阻断桡动脉后，手指保持苍白色，提示尺动脉远端闭塞。应用同样原理，可以了解桡动脉有无闭塞性病变以及桡动脉远端通畅情况。

二、诊断

诊断血栓闭塞性脉管炎不难，但应进一步明确动脉闭塞的部位、范围、性质、程度以及侧支循环建立情况。

（一）皮肤温度测定

在一定室温（15~25℃）条件下，肢体温度较对侧相应部位下降2℃以上，表示该侧肢体血供不足。

（二）红外线热像图

红外线热像仪能探测到肢体表面辐射的红外线，并转换成热像图。同时，可用数字表示各采样点的温度。血栓闭塞性脉管炎的肢体红外线热像图可显示患肢缺血部位辉度较暗，出现异常的"冷区"。

（三）节段性测压和应激试验

节段性测压可了解肢体各节段的动脉收缩压。血栓闭塞性脉管炎常表现为患肢腘动脉或肱动脉以下血压降低。如病变仅限于下肢，踝/肱指数（正常值≥1）可反映患肢缺血的严重程度。节段性测压正常者，可采用应激试验，如运动试验、反应性充血试验，早期血栓闭塞性脉管炎患者应激试验后踝压明显下降，踝压恢复时间延长。

（四）脉波描记

采用多普勒血流流速仪和各种容积描记仪均可描记肢体各节段的动脉波形。血栓闭塞性脉管炎的患肢远端动脉波形常表现为单向波，波幅低平，波峰低钝。病变严重时动脉波形呈一直线。

（五）动脉造影

动脉造影可明确动脉闭塞的部位、范围、性质和程度，并可了解患肢侧支循环建立情况。血栓闭塞性脉管炎动脉造影的典型表现为中小动脉节段性闭塞，而在病变的动脉之间，可见管壁光滑的正常动脉。此外，常可显示许多细小的侧支血管。由于动脉造影为创伤性检查方法，可引起动脉痉挛和血管内皮损伤，加重肢体缺血，一般不作为本病的常规检查方法。

根据本病的病程演变，临床可分为三期。

1.第一期（局部缺血期）

主要表现为患肢麻木、发凉、酸胀和间歇性跛行。足背动脉和（或）胫后动脉搏动减弱或消失。可伴有游走性血栓性浅静脉炎。

2.第二期（营养障碍期）

除第一期的临床表现外，患肢缺血性疼痛由间歇性跛行转为持续性静息痛。并出现患肢营养障碍表现，如皮肤干燥、无汗，皮色苍白、瘀紫或潮红，趾甲增厚、变形，汗毛脱落，小腿肌肉萎缩等。

3.第三期（组织坏死期）

除第一、第二期的临床表现外，患肢出现缺血性溃疡、坏疽。开始为干性坏疽，继发感染后转变为湿性坏疽。

三、鉴别诊断

（一）动脉硬化性闭塞症

本病也是常见的慢性肢体动脉闭塞性疾病。多见于中老年，男女均可发病。病变主要累及大、中动脉，尤以腹主动脉下段和髂股动脉最为多见。常可扪及浅表动脉变硬、扭曲。有时可闻及血管杂音。常合并高血压、高血脂、糖尿病和内脏动脉硬化缺血。多无游走性血栓性浅静脉炎。胸腹部平片可显示主动脉弓突出和动脉钙化影，动脉造影显示动脉腔不规则充盈缺损，呈虫蚀样改变，闭塞远端的动脉可经侧支血管显影。病理检查可见动脉中层和内膜均有变性，静脉则不受累。

（二）多发性大动脉炎

多发性大动脉炎多见于青年女性。病变常同时累及多处大动脉，主要侵犯主动脉弓的

— 118 —

分支和（或）主动脉及其内脏分支。病变部位常可闻及血管杂音，并可扪及震颤。常有肢体慢性缺血的临床表现，但一般不出现肢体缺血性溃疡、坏疽。动脉造影显示主动脉主要分支开口处狭窄或闭塞。

（三）特发性动脉血栓形成

特发性动脉血栓形成少见。多见于结缔组织疾病、血液系统疾病和转移性癌肿患者。起病较急，主要表现为髂股动脉突然闭塞，可引起肢体广泛性坏死。可伴有髂股静脉血栓形成。

（四）结节性动脉周围炎

本病主要累及中、小动脉，可出现与血栓闭塞性脉管炎类似的肢体缺血症状，但多伴有发热、乏力、关节酸痛等全身症状。病变广泛，常累及肾、心、肝、肠等内脏动脉，出现相应内脏缺血的临床表现。常出现沿动脉行经排列的皮下结节。实验室检查显示高球蛋白血症和血沉增快。活组织检查可以明确诊断。

（五）糖尿病性坏疽

肢体出现坏疽，应考虑到糖尿病性坏疽的可能。以下特点有助于鉴别诊断：三多一少的临床表现，即多饮、多尿、多食和体重减轻；实验室检查显示血糖升高或尿糖阳性。

四、治疗

血栓闭塞性脉管炎的治疗原则是防止病变发展，改善患肢血供，减轻患肢疼痛，促进溃疡愈合。具体方法如下：

（一）一般治疗

坚持戒烟：是血栓闭塞性脉炎的治疗关键。本病的预后很大程度上取决于患者是否坚持戒烟。其他治疗措施能否取得疗效也与是否坚持戒烟密切相关。避免寒冷、潮湿、外伤和注意患肢适当保暖，有助于防止病变进一步加重和出现并发症。但也不宜采用患肢局部热敷，以免增加组织氧耗量，造成患肢缺血坏疽。促进患肢侧支循环建立，增加患肢血供。方法是：平卧位，患肢抬高45°，维持1~2分钟。然后坐起，患肢下垂床旁2~5分钟，并做足部旋转、伸屈运动10次。最后将患肢放平休息2分钟。每次重复练习5回，每日练习数次。

（二）药物治疗

1.复方丹参针剂（丹参和降香，每毫升含生药各1g）

具有改善微循环，增加患肢血供的作用。常用剂量2~4ml，肌内注射，每日1~2次。或将复方丹参注射液20ml加入5%葡萄糖溶液500ml中，静脉滴注，每日1~2次。2~4周为一疗程。

2.血管扩张药

具有解除动脉痉挛，扩张血管的作用。适用于第一、二期患者。对于动脉完全闭塞的患者，有学者认为血管扩张药不但不能扩张病变的血管，反而由于正常血管的"窃血"作用加重患肢缺血。常用药物有苄唑啉（妥拉唑啉）25mg，口服，每日3次，或25mg，肌内注射，每日2次；烟酸50mg，口服，每日3次；盐酸罂粟碱30mg，口服或皮下注射，每日3次。采用动脉内注射妥拉唑啉、山莨菪碱、普鲁卡因等药物能提高疗效，但需反复穿刺动脉，可造成动脉损伤或痉挛，临床应用受到限制。

3.前列腺素

具有扩张血管和抑制血小板作用。治疗血栓闭塞性脉管炎取得良好效果。常用给药途径为动脉注射和静脉滴注。国内报道采用前列腺素E1（PGE1）100～200mg，静脉滴注，每日1次，有效率为80.8%。前列环素（PGI2）具有更强的扩张血管和抑制血小板作用，但因其半衰期短，性能不稳定，临床应用疗效不肯定。

4.己酮可可

碱能降低血液黏滞度。增加红细胞变形性，使其能够通过狭窄的血管，从而提高组织灌注量。常用剂量为400mg，口服，每日3～4次。连续服药1～3个月，或长期服用。国外报道服药后能减轻静息痛和间歇性跛行，促进溃疡愈合。治疗肢体动脉闭塞性疾病有效率达95%。

5.低分子右旋糖酐

（平均分子量2万～4万）具有减少血液黏滞度、抑制血小板聚集、改善微循环的作用。用法：低分子右旋糖酐500ml，静脉滴注，每日1～2次，10～15日为一疗程，间隔7～10日，可重复使用。

6.蝮蛇

抗栓酶是从蝮蛇蛇毒中提取的具有降低纤维蛋白原和血液黏滞度的物质。近年来，我国先后用从东北蛇岛和长白山蝮蛇蛇毒中提纯的抗栓酶和清栓酶治疗血栓闭塞性脉管炎，显效率分别达到64%和75.4%。无明显不良反应。

7.激素治疗

意见尚不统一。有学者认为激素能控制病情发展，缓解患肢疼痛。国外有报道采用泼尼松龙20mg，动脉注射，治疗血栓闭塞性脉管炎，3日和7日内疼痛明显减轻或消失者，分别占43.5%和26.1%。不能施行动脉注射者，采用溃疡、坏疽以上部位的健康组织皮下注射，止痛效果优良者也占37%。

8.二氧化碳

能使血管平滑肌电活动减弱或消失，使血管壁处于松弛状态使血管扩张。动脉内注射二氧化碳能扩张血管、促进侧支循环建立。一般采用95%CO_2ml/kg股动脉注射，或0.3ml/kg股动脉注射。每周1次，4～8次为1疗程，一般治疗1～2疗程。国内报道疗效优良率75.7%。

（三）手术治疗

1.交感神经节切除术和肾上腺部分切除术

交感神经节切除术能解除血管痉挛，促进侧支循环建立，改善患肢血供。适用于第一、二期患者。根据病变累及上肢或下肢腘动脉，采用同侧胸或腰第2、3、4交感神经节及其神经链切除术。对于男性患者，应避免切除双侧第1腰交感神经节，以免引起性功能障碍。术前应常规进行交感神经阻滞试验，如阻滞后患肢症状缓解，皮肤温度上升$1 \sim 2$℃以上，提示患肢存在血管痉挛，切除交感神经节后常能取得良好疗效；反之，则说明患肢动脉闭塞，不宜选用交感神经节切除术。由于交感神经切除术主要改善皮肤血供，因此常能使皮肤温度升高，皮肤溃疡愈合，但不能缓解间跛症状。对于第二、三期患者，有学者认为采用交感神经节切除合并肾上腺部分切除术，能提高近、远期疗效。

2.动脉血栓内膜剥除术

是将病变动脉的血栓内膜剥除，从而重建患肢动脉血流的手术方法。适用于股腘动脉闭塞，而腘动脉的分支（胫前动脉、胫后动脉和腓动脉）中至少有一支通畅的第二、三期患者。常用方法有：开放法：切开整个闭塞的动脉段，直视下剥离并取出血栓内膜，适用于短段动脉闭塞；半开放法：多处短段切开闭塞的动脉，用剥离器分离血栓内膜后，将其取出，适用于长段动脉闭塞。此外，还有二氧化碳气体剥离法和带囊导管剥离法。由于动脉血栓内膜剥除术治疗血栓闭塞性脉管炎临床适应者较少，远期疗效不佳，现已较少采用。

3.动脉旁路移植术

在闭塞动脉的近、远端行旁路移植，是另一种重建患肢动脉血流的方法。适应证同动脉血栓内膜剥除术。动脉移植材料多采用自体大隐静脉，膝关节以上也可采用人造血管。由于血栓闭塞性脉管炎病变主要累及中、小动脉，输出道条件往往较差，很少有条件采用动脉旁路移植术。

4.大网膜移植术

游离血管蒂大网膜移植术能使大网膜组织与患肢建立良好的侧支循环，改善患肢血供，具有明显缓解静息痛和促进溃疡愈合的作用。适用于腘动脉以下三支动脉均闭塞的第二、三期患者。方法是游离大网膜，将胃网膜右动、静脉与股动脉、大隐静脉或腘动、静脉吻合，然后把经剪裁或未经剪裁的大网膜移植于患肢内侧。近期疗效满意，远期疗效尚不肯定。

5.静脉动脉化

将闭塞近端的动脉与静脉吻合，使闭塞近端的动脉血转流到患肢的静脉系统，从而改善患肢血供。适应证同大网膜移植术。早年采用动、静脉直接吻合，因动脉血流不能冲开正常静脉瓣膜的阻挡，结果多告失败。近10年来，国内外学者在动物实验的基础上，采用分期或一期动静脉转流重建患肢血液循环获得成功。方法是根据患肢动脉闭塞平面不同，采用股、腘动脉与股浅静脉、胫腓干静脉或大隐静脉吻合形成动静脉瘘，使动脉血既能不断向瘘口远端的静脉瓣冲击，又能从瘘口近端的静脉向心回流。经过一段时间（2~6个月）后，瘘口远端的静脉中的瓣膜由于长期承受逆向动脉血流冲击和静脉段扩张而发生关闭不全。这时再将瘘口近端的静脉结扎，就能使动脉血循静脉单向灌注到患肢的远端。国内文献报道疗效满意。

（四）高压氧治疗

高压氧治疗能提高血氧含量，增加肢体供氧量，从而减轻患肢疼痛，促进溃疡愈合。方法是每天在高压氧舱内行高压氧治疗1次，持续2~3小时。10次为1个疗程，休息1周后再进行第二疗程。一般可进行2~3个疗程。

（五）其他治疗

1.镇痛

（1）止痛药：吗啡、哌替啶等止痛药能有效地缓解患肢疼痛，但易成瘾，应尽量少用。解热镇痛药如索米痛、安乃近、吲哚美辛等也可试用，但疗效不肯定。

（2）连续硬膜外阻滞：能缓解患肢疼痛，扩张下肢血管，促进侧支循环建立。适用于严重静息痛的下肢血栓闭塞性脉管炎患者。一般选择第2、3腰椎间隙留置硬膜外导管。间断注入1%利多卡因或0.1%地卡因3~5ml。操作时应严格掌握无菌技术，导管留置时间以2~3日为宜，留置时间过长容易并发硬膜外间隙感染。

（3）药物麻醉：主要药物为东莨菪碱和洋金花总碱，能使患者安睡，疼痛缓解。此中东莨菪碱尚有扩张周围血管、增加心肌收缩力和改善微循环的作用，能增加患肢血流量。用法：东莨菪碱1~3mg，洋金花总碱2.5~5mg，静脉推注、静脉滴注或肌内注射。每次辅以氯丙嗪12.5~50mg。连续应用3~5日，改为隔日或隔两日一次。一般用药后3~4小时患者清醒。必要时可于用药后5小时注射毒扁豆碱0.5mg催醒。

（4）小腿神经压榨术（Smithwich手术）：根据患肢疼痛部位施行小腿下段感觉神经压榨术，能起到良好的止痛效果，70%的患者可得到长期止痛。主要缺点是足部感觉迟钝，常需几个月才能恢复。

2.创面处理

（1）干性坏疽：保持创面干燥，避免继发感染。可用乙醇消毒创面并覆盖无菌纱布保护。

（2）湿性坏疽：去除坏死组织，积极控制感染。可采用敏感的抗生素溶液湿敷或东方1号、金蝎膏、玉红膏外敷。坏疽边界清楚，可行清创术或截趾（指）术。

3.截肢术

足部坏疽继发感染并出现全身中毒症状、肢体剧痛难忍影响工作生活，经各种治疗难以控制，或足部坏疽达足跟、踝关节以上，且界限清楚，可行截肢术。施行截肢术应注意以下两点：

（1）在保证残端愈合的前提下，尽量选择有利义肢安装的较低截肢平面。

（2）截肢术操作过程中应注意保护截肢残端血供，尽可能避免加重患肢缺血的因素。具体措施包括：皮肤、皮下组织和筋膜一层切开，不宜过多游离皮瓣；切断骨膜时应贴近截骨平面，避免向近端过多分离骨膜；肌肉切断平面与截骨平面相同，尽量切断可能坏死的肌肉组织。此外，术中应避免使用止血带。

第二节　原发性下肢深静脉瓣膜功能不全

一、病因

原发性下肢深静脉瓣膜功能不全的发病原因至今尚未完全明确，可能的发病因素如下所述。

（1）瓣膜结构薄弱，在持久的逆向血流及血柱重力作用下使瓣膜游离缘松弛、伸长、下垂而对合不全，最终失去单向开放功能，导致血液倒流。

（2）由于持久的超负荷回心血量，导致静脉管腔扩张，以致瓣膜相对短小而关闭不全，故又称"相对性下肢深静脉瓣膜关闭不全"。

（3）深静脉瓣膜发育异常，仅有单叶，或虽有三叶但不在同一平面，或瓣膜阙如，必然失去正常的瓣膜关闭功能。

（4）由于小腿肌关节泵软弱，泵血无力，引起静脉血液淤滞。静脉高压，垂直血柱重力作用，首先破坏股浅静脉第1对瓣膜，并按照"多米诺骨牌"效应，顺序损坏其远侧股浅静脉中的诸瓣膜。

二、病理生理

病变初期，由于人体的代偿功能，特别是腓肠肌有效的泵作用，静脉血液仍然能快速向心回流，不发生任何症状。当瓣膜破坏一旦越过腘静脉平面，一方面小腿静脉壁和瓣膜因离心较远而承受更高的压力；另一方面，在小腿深静脉瓣膜破坏后，深静脉血液向远侧倒流，由于腓肠肌泵的收缩作用，可使远侧深静脉瓣膜和交通静脉瓣膜遭到破坏，出现所谓"破风箱"样的作用，即腓肠肌收缩时，深静脉中的部分血液经交通静脉倒流入踝上静脉网，使局部静脉系统处于瘀血和高压状态，从而引起足靴区一系列皮肤营养障碍性病理变化。此外，长期的小腿深静脉高压和静脉缺氧，使腓肠肌出现病理改变，即收缩力下降和泵样功能减退，又进一步加重小腿深静脉瘀血和高压。来自近侧髂股静脉的血柱重力，还同时作用于大隐静脉和股深静脉的瓣膜。大隐静脉瓣膜比较薄弱，位置较浅而缺乏肌保护，所以当股浅静脉瓣膜破坏时，大隐静脉瓣膜多已失去功能，因而两者往往同时存在。股深静脉的开口斜向外方，受血柱重力的影响较小，受累及的时间可能较迟。

三、临床表现

本病出现与原发性浅静脉曲张类似的症状和体征，但是远较大隐静脉曲张明显和严重。

（一）浅静脉曲张

浅静脉曲张是最早出现的病理改变。多发生沿大隐静脉和（或）小隐静脉解剖分布位置的浅静脉扩张、伸长，而行程蜿蜒迂曲，部分可出现球状扩张。曲张静脉可因血流缓慢而合并感染，导致血栓性浅静脉炎。

（二）肿胀、胀痛

肿胀、胀痛是深静脉功能不全、静脉高压的特征性表现。下肢出现明显的乏力、酸胀、不适或胀痛，有时可有小腿肌肉抽搐。小腿均匀性肿胀，胫前可有指压性水肿。症状在午后或行走时加重，晨起、休息、抬高患肢可缓解。夏天高温季节症状发作更为频繁。

（三）皮肤营养性改变

皮肤营养性改变包括皮肤萎缩、脱屑、瘙痒、色素沉着、皮肤和皮下组织硬结、湿疹和溃疡形成。如果合并踝部交通静脉功能不全，则可加速这些变化的出现。高度扩张的浅静脉易因轻度外伤或自行穿破而并发出血，且难以自行停止。

四、辅助检查及诊断

（一）静脉造影

造影剂的浓度大多为60%，为避免刺激静脉内膜，常用生理盐水稀释到30%～40%后再经静脉注入体内。成人每次造影剂的总剂量一般为100ml左右。目前常用的下肢静脉造影术包括顺行造影、逆行造影、腘静脉插管造影（深静脉瓣膜定位检测）和经浅静脉造影术等。

1.顺行造影

显示如下特点：

（1）深静脉全程通畅，明显扩张，瓣膜影模糊或消失，失去正常的竹节状形态而呈直筒状。

（2）Valsalva屏气试验时，可见含有造影剂的静脉血自瓣膜近端向远心端逆流。

2.逆行造影

根据造影剂向远端逆流的范围，分为如下五级：0级，无造影剂向远端泄流；1级，造影剂逆流不超过大腿近端；2级，造影剂逆流不超过膝关节平面；3级，造影剂逆流超过膝关节平面；4级，造影剂向远侧逆流至小腿深静脉，甚至达踝部。0级表示瓣膜关闭功能正常；1级、2级造影剂逆流，应结合临床加以判断；3级、4级表示瓣膜功能明显受损害。

（二）肢体应变容积描记（SPG）检测

肢体应变容积描记可检查深静脉通畅的程度，根据静脉容量增加值（VC）和静脉排出容量值（VO），可以探明深静脉回流是否正常、回流受阻还是可疑回流受阻。一般认为，其诊断下肢深静脉主干是否通畅的准确率达100%，但在少数髂股静脉闭塞，而侧支十分丰富的患者中，由于侧支的分流量较大，可以得到"深静脉通畅"的结果。

（三）肢体光电容积描记（PPG）检测

肢体光电容积描记可对静脉瓣膜功能进行测定。主要根据静脉再充盈时间（VRT）来判断瓣膜功能不全的静脉段：VRTO大于20秒，提示静脉瓣膜功能正常；VRTO小于20秒、VRT1（在膝下置止血带）小于20秒，提示大隐静脉瓣膜功能不全；VRTO小于20秒、VRT1小于20秒、VRT2（在小腿置止血带）大于20秒，提示交通静脉瓣膜功能不全；VRTO小于20秒、VRT1小于20秒、VRT2小于20秒，提示深静脉瓣膜功能不全。

（四）动态静脉压测定

在确诊患者有深静脉倒流或回流障碍病变后，动态静脉压测定可了解静脉高压病情的严重程度。正常人下肢静息时，穿刺足背浅静脉所测得的静脉压（RVP）为16kPa（120mmHg）左右；做踮足运动（每秒钟1次，共15次）后，静脉压下降的幅度大于60%，运动后静脉压（AVP）一般不超过5.33kPa（40mmHg）；运动停止后，静脉压上升并回复至原来水平，恢复所需的时间（RT）应大于20秒。深静脉瓣膜功能不全时，AVP往往大于8kPa（60mmHg），VRT一般在10秒左右，严重者可降为约5秒；深静脉回流障碍时，也有同样的表现。

（五）双功彩超检查

双功彩超能观察静脉瓣膜的活动，判别倒流的部位，并利用血流频谱，测定静脉血倒流的量，这是迄今为止最先进的无损伤检查方法，在一定程度上可替代静脉造影检查。

五、治疗

凡诊断明确，瓣膜功能不全2级以上者，结合临床表现的严重程度，应考虑实行深静脉瓣膜重建术，主要方法如下。

（一）股浅静脉瓣膜腔内修复术

1.手术切口

在患肢大腿根部股动脉搏动内侧做纵切口，长约10cm。

2.手术显露

切开筋膜找到股动脉后，从其后内方游离出股总静脉和股浅静脉，并在股浅静脉外侧显露出股深静脉及与股浅静脉汇合处。在此内侧2～3cm，可找到股浅静脉第1对瓣膜。该处静脉略为膨出，于管壁上可见瓣膜的两个杯状外形。在此瓣膜远侧3～5cm处阻断血流，用手指将瓣膜远侧的血液迫挤到其近侧，使瓣膜和阻断处之间股浅静脉内的血液排空，放开手指，若血液即越过此瓣膜向远侧倒流，或者嘱患者咳嗽、屏气或压迫腹部后发生倒流者，即证实此瓣膜关闭不全。

3.手术步骤

经静脉一次注入肝素6250U，使全身肝素化。阻断股总、股浅和股深静脉血流。按Kinster的手术方法，在管壁上清楚地识别两个瓣叶的会合部位，选择其中1个外形轮廓清晰而位置合适者，在其正中的管壁上用6～0号无损伤缝计线缝1针作为标记，然后于以标记的远侧3cm处，正对此标记纵向切开管壁，以细小剪刀再向近侧切开3cm，绝对不能切破瓣叶本身。将切缘向两侧牵开，以含肝素的生理盐水向瓣窝冲洗，使瓣叶游离缘漂浮在溶液中，观察其病变的情况和程度，可清楚地见到两个瓣叶的游离缘均有不同程度的松弛、伸长的状态，呈荷叶边形。先分别修复切缘两侧的瓣叶游离缘，具体方法是：以6～0号无损伤缝针线，分别在两侧瓣叶会合处的平面，从管壁外向内进针，穿过距交会点2mm的游离缘，然后于进针的平面向管外出针，最后在管壁外将缝线收紧打结；另一个未被切开的瓣叶会合处，可将两个游离缘按上述方法同时做一次性修复，这样每缝合1次，即可使松弛的游离缘缩短2mm左右。如果缝合修复后，游离缘仍有松弛、下垂的情况，可再于瓣叶会合处做追加缝合，直到两个瓣叶游离缘恢复正常的半挺直状态为止。

修复完毕后，以无损伤针线缝合关闭管壁切口，再以手指迫挤方法测试已修复的瓣膜，主要测试以下4个方面：

（1）阻断瓣膜远侧静脉，用手指将血液向近侧推挤。

（2）将血液挤入瓣膜近侧。

（3）近侧加压，如瓣膜功能不全，血液倒流入远侧段。

（4）瓣膜功能完好时，无血液倒流。如股浅静脉第1对瓣膜阙如，或者修复不满意时，可在其远侧3～5cm处找出第2对瓣膜，做修复术。瓣膜修复满意的标准是再度测试时血液不再倒流，即用手指在股总静脉上向远侧轻加迫挤时，血液受阻于修复的瓣膜处，管壁膨出、扩大而无倒流。

（二）股浅静脉瓣膜管壁外修复术

管壁外修复术是于瓣膜所在部位的静脉管壁上，做一系列间断缝合，使管腔缩窄，以恢复静脉瓣膜的单向开放功能。手术方法简便，手术创伤小、并发症少，而且具有满意的术后疗效。

1986年，张柏根等通过在静脉造影时，显示瓣窦远侧静脉宽度、瓣窦、瓣膜三者长度比例关系的研究，提出相对性瓣膜关闭不全的概念，主张在股浅静脉第1对瓣膜的瓣环下

2处，做环形缩窄管腔1/3的环缝缩窄术，目的在于恢复瓣窦宽度明显大于瓣窦远侧静脉宽度的正常解剖状态，从而使瓣膜功能得到恢复。1988年，陈翠菊等报道股浅静脉瓣膜远端带戒术，即以大隐静脉片作为包窄材料，在第1对瓣膜的远端，环绕管壁一圈，并固定缝合于管壁上。环绕的松紧度是在刺激静脉引起痉挛状态下，予以环绕带戒。

通过动物实验发现：将犬股静脉缩小1/3时，血流量减少10%；缩小1/2时，减少49%；缩小2/3时，减少65%以上，发生血液回流障碍。因此，将股浅静脉包窄的限度定为缩小其管径的1/3。临床实践发现，在解剖血管和寻找瓣膜的过程中，股浅静脉常发生不同程度的痉挛，此时可用温盐水（或加局部麻醉剂）纱布湿敷数分钟，等到静脉放松后再测量其周长。另一种方法是在静脉痉挛状态下，以手指迫挤法测试瓣膜功能，如已不再倒流，即可按照此时的静脉周长予以包窄。

（三）下肢深静脉移位术

20世纪80年代，Kismer又提出做深静脉移位术来治疗下肢深静脉倒流性病变。他认为股腘静脉瓣膜功能不全时，可于股浅静脉近侧段切断股浅静脉，将近侧断端予以结扎，将远侧断端与有完好瓣膜功能的大隐静脉或股深静脉近侧段做端-侧吻合。选用本手术的关键是股腘静脉瓣膜功能不全时，必须在大隐静脉或股深静脉的近侧段中有功能完好的瓣膜存在（即大隐静脉或股深静脉无倒流性病变）。但是，在临床所见原发性下肢深静脉瓣膜功能不全的患者中，绝大多数都有大隐静脉瓣膜功能不全，约50%以上的患肢同时有股深静脉倒流性病变。因此，适宜做本手术的患者临床并不多见。

（四）腘静脉外肌襻形成术

本手术早在20世纪60年代由Psathakis所提倡使用，并称为"腘静脉瓣膜替代术"。手术原理是在腘窝部选用内侧和外侧各1条大腿屈肌肌腱，形成"U"形肌襻，置于腘动、静脉之间，在下肢活动时，肌襻与小腿肌肉（主要是腓肠肌和比目鱼肌）交替作用，发挥瓣膜样作用。当时Psathakis规定的手术适应证为下肢深静脉血栓形成后遗症。

20世纪70年代末，Psathakis在阐述下肢深静脉功能不全时，开始指出病变多发生于股腘静脉，其病因除血栓形成后遗症深静脉瓣膜遭血栓破坏外，可能还有一种原发性因素，就是瓣膜先天性发育不全和萎缩。由于瓣膜关闭不全，当腓肠肌放松时，下肢近侧深静脉中的血液即向远侧倒流；腓肠肌收缩时，小腿深静脉中的血液，可通过功能不全的交通静脉倒流入浅静脉中，从而造成下肢静脉系统的持续瘀血和高压状态，因此，在腘静脉处形成肌襻制止深静脉中血液倒流，是一种有效的治疗方法。

第三节　下肢动脉硬化闭塞症

下肢动脉硬化闭塞症（ASO）是动脉粥样硬化所致的慢性动脉闭塞性疾病，好发于腹主动脉下端、髂动脉、股动脉、腘动脉等大、中型动脉，患肢表现为发冷、麻木、疼痛、间歇性跛行、动脉搏动消失、营养障碍、趾端、足部甚至小腿发生溃疡或者坏疽。患者生活质量严重下降，甚至失去肢体，对社会也是很大的负担。随着生活水平的提高、饮食结构的改变以及人均寿命的延长，ASO的发病率显示出明显上升趋势，已经成为血管外科的常见病和多发病。

一、病因

流行病学调查显示吸烟、糖尿病、高脂血症、高血压病、高同型半胱氨酸血症、高凝状态、血液黏着性增高及高龄等是下肢动脉硬化闭塞症的危险因素。其中吸烟与糖尿病的危害最大，两者合并存在则危险性更高。其次是高脂血症，尤其是血低密度脂蛋白胆固醇升高，与全身多部位动脉粥样硬化的发生密切相关。及时发现导致动脉硬化的危险因素并加以控制，能够延缓动脉硬化的进程，降低下肢动脉硬化闭塞症的发生风险。

动脉硬化闭塞症的主要发病机制可有下列几种学说。

（一）损伤及平滑肌细胞增生学说

Rokitansky于1852年最早提出。各种原因造成的动脉内膜损伤是发生动脉硬化的始动因素。这些损伤因素主要包括：高血压、血流动力学改变、血栓形成、激素及化学物质刺激、免疫复合物、细菌病毒、糖尿病及低氧血症等。动脉内膜损伤后刺激平滑肌细胞向内膜移行，随后发生增生。这些增生的细胞形成了大量细胞外基质以及脂质聚积，最终形成动脉硬化斑块。硬化斑块使管腔增厚影响氧弥散作用可导致局部动脉壁的低氧血症，在动脉硬化斑块中细胞代谢的低氧状态可致病变部位发生坏死及炎症。

（二）脂质浸润学说

多种原因导致低密度脂蛋白积聚在动脉内膜，动脉壁内的酶活性减退也有利于胆固醇的沉积，各种脂蛋白在内膜下滞留聚积，最终就会形成动脉硬化斑块。家族性高胆固醇血症患者是患动脉硬化的高危人群。

（三）血流动力学学说

在动脉硬化的发病过程中，血流动力学改变及特殊的血管解剖部位是两种互相关联的致病因素。导致硬化斑块形成的血流动力学有关因素包括：切力血流分离瘀滞切力向量的摆动湍流及高血压。硬化斑块往往好发于血管床的分叉处，如肾下腹主动脉及髂、股动脉。这与其解剖学特点有一定的关系。

（四）遗传学说

遗传学调查显示本病有家族史者比一般人群高2～6倍，可能是由于遗传缺陷致细胞合成胆固醇的反馈控制失常以致胆固醇过多积聚。

二、临床表现与鉴别诊断

（一）临床表现

下肢动脉硬化闭塞症一般见于中老年人，常伴有吸烟、糖尿病、高血压、高脂血症等危险因素。下肢动脉硬化闭塞症症状的有无和严重程度，受病变进展的速度、侧支循环的多寡、个体的耐受力等多种因素影响。症状一般由轻至重逐渐发展，但在动脉硬化闭塞症基础上继发急性血栓形成时，可导致症状突然加重。

早期可无明显症状，或仅有轻微不适，如畏寒、发凉等。之后逐渐出现间歇性跛行症状，这是下肢动脉硬化闭塞症的特征性症状。表现为行走一段距离后，出现患肢疲劳、酸痛，被迫休息一段时间；休息后症状可完全缓解，再次行走后症状复现，每次行走的距离、休息的时间一般较为固定；另外，酸痛的部位与血管病变的位置存在相关性。病变进一步发展，则出现静息痛，即在患者休息时就存在肢端疼痛，平卧及夜间休息时容易发生。最终肢体可出现溃疡、坏疽，多由轻微的肢端损伤诱发。

（二）辅助检查

1.踝肱指数（ABI）

应用多普勒血流仪与压力计，测算下肢踝部动脉收缩压与上肢肱动脉收缩压之比。静息状态下 ABI 一般为 $0.91 \sim 1.30$，高于 1.30 提示动脉管壁僵硬不易压瘪；ABI 为 $0.90 \sim 0.41$ 提示存在轻-中度缺血；ABI < 0.40，提示存在严重缺血。另外还有趾臂指数（TBI）可以了解末端动脉病变情况。

2.经皮氧分压测定

通过测定局部组织的氧分压可间接了解局部组织的血流灌注情况，评价缺血程度；并可用来判断肢端溃疡、伤口的愈合趋势，经皮氧分压过低，提示伤口不易愈合。

3.彩色多普勒

超声为常用筛查手段，可见动脉硬化斑块，管腔狭窄、闭塞等。该方法无创、方便且花费较低，但对于治疗的指导意义不大。

4.CT 血管成像（CTA）

已成为下肢动脉硬化闭塞症的首选检查方法，可清楚地显示动脉病变的部位、范围、程度；明确诊断，并为治疗方案的确定提供帮助。不足之处是需使用含碘造影剂，对肾功能可能造成影响，肾功能不全者慎用。

5.磁共振血管成像（MRA）

同 CTA，也可为下肢动脉动脉硬化闭塞症提供明确的影像学诊断，优点是无须使用含碘造影剂，但对钙化的分辨能力差，并可能会高估病变的严重程度。

6.数字减影血管造影（DSA）

为诊断下肢动脉硬化闭塞症的金标准，能确切显示病变部位、范围、程度、侧支循环情况，延迟现象可评价远端流出道情况。DSA对于病变的评估及手术方式的选择均具有重要意义，同时在有条件的医院，可在造影的同时行血管腔内治疗，同期解决动脉病变。

（三）诊断与鉴别

大多数动脉硬化闭塞性患者根据病史和体格检查可做出诊断，详细的询问病史和仔细地体格检查例如肢体的脉搏触诊及腹部和股-腘动脉的听诊都是很有必要的。根据脉搏的强弱或消失和杂音的出现可以初步判断血管病变的程度和位置。此外，还可根据静息痛、感觉异常或麻木、肢体组织溃疡或坏疽等可初步判断出缺血的严重程度。结合影像学检查所见，多可进行诊断。

本病应与腰椎间盘突出、下肢动脉栓塞、血栓闭塞性脉管炎等相鉴别。

三、分期和分级

ASO临床表现的严重程度，可用Fontaine分期或Rutherford分级进行划分，以增加临床评价的客观程度，并使各类临床治疗结果之间具有更强的可比性。

（一）Rutherford分期

由轻至重分为0~6共7个等级。

1.Rutherford0级

无临床症状，踏车试验或反应性充血试验正常，无动脉阻塞的血流动力学表现。

2.Rutherford1级

轻度间歇性跛行，完成踏车试验，运动后踝动脉压＞50mmHg，但休息时踝动脉压低于约20mmHg。

3.Rutherford2级

中度间歇性跛行，界于1和3之间。

4.Rutherford3级

重度间歇性跛行，不能完成踏车试验，运动后踝动脉压＜50mmHg。

5.Rutherford4级

缺血性静息痛，休息时踝动脉压＜40mmHg，足背和胫后动脉几乎不能触及，足趾动脉压＜30mmHg。

6.Rutherford5级

小块组织缺损、非愈合性溃疡，局灶性坏疽伴足底弥散性缺血改变，休息时踝动脉压＜60mmHg，足背和胫后动脉几乎不能触及，足趾动脉压＜40mmHg。

7.Rutherford6级

大块组织缺损，超过跖骨平面，足部功能无法保留，其余标准同Rutherford5级。（标准踏车试验在15°斜面上，速度为每小时约3km，时间5分钟）。

（二）Fontaine 分期

1.第1期轻微主诉期

患者仅感觉患肢皮温降低怕冷或轻度麻木活动后易疲劳肢端易发生足癣感染而不易控制。

2.第2期间歇性跛行期

当患者在行走时，由于缺血和缺氧。较常见的部位是小腿的肌肉产生痉挛疼痛及疲乏无力必须停止行走休息片刻后症状有所缓解。才能继续活动，如再行走一段距离后症状又重复出现。小腿间歇性跛行是下肢缺血性病变最常见的症状。

3.第3期静息痛期

当病变进一步发展而侧支循环建立严重不足使患肢处于相当严重的缺血状态时，即使在休息时也感到疼痛麻木和感觉异常疼痛，一般以肢端为主。

4.第4期组织坏死期

主要指病变继续发展至闭塞期侧支循环十分有限，出现营养障碍症状。在发生溃疡或坏疽以前皮肤温度降低色泽为暗紫色，早期坏疽和溃疡往往发生在足趾部，随着病变的进展，感染坏疽可逐渐向上发展至足部踝部或者小腿严重者可出现全身中毒症状。

四、治疗

（一）内科治疗

动脉硬化是一种全身性疾病，应整体看待和治疗，包括控制血压、血糖、血脂，严格戒烟等，并积极诊治可能伴发的心脑血管疾病。在医生指导下加强锻炼，促进侧支循环形成；并注意足部护理，避免皮肤破损、烫伤等。针对下肢动脉硬化闭塞症的内科药物治疗，主要用于早、中期患者，或作为手术及介入治疗的辅助。常用药物包括：抗血小板药，如阿司匹林、氯吡格雷等；血管扩张及促进侧支循环形成的药物，如西洛他唑、安步乐克及前列腺素类药物等。

（二）外科治疗

由于轻度的间歇性跛行通过药物治疗、积极的身体锻炼得到一定的缓解，而目前临床上需要外科干预的下肢慢性缺血的适应证，主要包括严重的间歇性跛行（正常步速下行走距离 < 200m）、静息痛和组织缺损（溃疡和坏疽）。治疗的方式主要为下肢动脉血流的重建，只有在血流重建成功的基础上，足部的创面才能得到愈合，肢体才能得以保存。因此，下肢动脉血流的重建在治疗下肢慢性缺血性病变中，是最重要和关键的措施。

目前治疗下肢动脉硬化闭塞症的外科手术，主要有以下几种。

1.下肢动脉腔内治疗

包括经皮穿刺动脉内单纯球囊扩张术和动脉腔内支架成形术。作为一种微创手段，尤其是当患者年老体弱或伴有其他疾病无法耐受动脉搭桥手术创伤打击者，可以作为首选。如果介入治疗成功，一般症状可以缓解或改善，创面也可较快愈合。目前的评估指标包括主观指标和客观指标。前者包括主观症状的改善，如疼痛缓解或减轻程度，肢体发冷感觉改善情况等；后者包括踝肱指数（ABI），溃疡面愈合情况，截肢平面的降低等。

2.下肢动脉旁路移植

作为治疗下肢缺血的传统方法，主要有两种方法，股动脉膝上或膝下腘动脉旁路移植和下肢远端小动脉旁路移植，后者由于下肢动脉移植最远端的吻合口是吻合在小腿动脉或足部动脉上，所以手术有较大的难度。由于手术创伤较大，对于同时伴有严重的心脑血管疾病或其他疾病的老年患者选择旁路手术要慎重，可以选择下肢动脉腔内介入治疗或其他微创措施。

3.血管新生疗法

尽管外科手术和腔内微创治疗可以使大部分下肢缺血患者症状得到改善，但仍有30%～40%的患者不能耐受或不适合上述治疗方法。血管新生技术作为一种微创甚至无创的新技术应运而生。在临床上应用主要在最近十几年发展起来。目前临床上主要包括两种：血管生长因子和干细胞技术。

早在20世纪90年代，人们就已经研究采用基因技术体外构建能够促进血管生长的各种因子，注射到体内，促进大量侧支循环的生成，改善下肢远端的血液供应。不过，由于基因的复杂性，这项技术一直停滞不前。最近已经有一些新的临床试验研究用于临床，并取得了令人兴奋的效果。

自体干细胞移植作为最近几年发展起来的新技术，目前在国内、外仍处于研究阶段，因缺乏大宗证据而尚未得到普及。干细胞移植一般包括骨髓血、外周血、脐血和胚胎干细胞。目前用于临床的主要是自体骨髓血和自体外周血干细胞移植。自体干细胞的优点：

（1）不存在免疫排斥。

（2）没有胚胎干细胞的伦理道德问题。

（3）创伤小，操作简单。

（4）疗效肯定。

（5）体外没有特殊处理，减少了外源污染的可能。

目前国家正在规范干细胞的临床应用。

干细胞移植适应证的选择必须严格。一般来讲应针对严重肢体缺血者。在部位上，对于膝下动脉病变者效果很好，对于股动脉以下病变者，其疗效也比较好，而对于主髂动脉病变者常常无效。

五、围术期并发症的处理要点

下肢动脉硬化闭塞症围术期并发症的发生与操作人员的技术水平，患者全身情况和病变血管条件、范围、程度，腔内治疗的方式、选择的材料、设备条件，围术期处理等有关。

（一）重视对基础疾病的围术期控制

老年患者常合并冠心病、高血压、糖尿病等基础疾病，术前的疼痛及有创操作均易诱发心律失常和血压改变；合并糖尿病的心脏可存在冠状动脉硬化、心肌细胞代谢和心脏自主神经等多种病理改变，从而多重增加对心功能的不利影响。所以对该类患者围术期积极控制血糖及血压水平非常重要，主要措施有：

（1）保证围术期血流动力学的稳定，对高危患者，如合并心力衰竭、心肌梗死史、极高危高血压者，应做好围术期的管理，尽量降低心脑血管不良事件的发生率。

（2）积极给予他汀类降脂和抗血小板药物，围术期行正规抗凝治疗，既要防治急性血栓形成，又要防止血性并发症。

（3）腔内操作尽可能缩短操作时间以减少对全身的不良刺激，避免血糖及血压的波动过大，对复杂多节段性病变最好分次进行，做到适可而止，不必过分追求完美的影像学表现。

（二）手术操作可能引起的并发症预防及处理

老年患者动脉硬化，血管弹性差，血管的腔内操作极易出现斑块脱落、血管破裂、夹层形成、血管穿刺点不易闭合等可能；围术期抗凝药物的使用，会增加局部出血、假性动脉瘤（pseudOaneurySm，PA）的发生等风险。预防和处理并发症需注意以下几点。

（1）围术期要充分抗凝，尤其术中肝素化，术中操作轻柔，尽量选用长球囊。避免多次扩张以减少对血管壁的损伤、斑块翘起与脱落，以及急性动脉血栓形成。血栓形成者可先试行置管溶栓，对大动脉血栓形成或栓塞应立即切开取栓，以减少需行截肢的风险。

（2）老年患者动脉壁穿刺点不易收缩闭合，应避免反复穿刺，术后适当延长加压包扎及肢体制动的时间，以减少局部血肿和假性动脉瘤的发生。如出血明显，需暂停抗凝、活血等药物的应用，血肿多可自行吸收；而对假性动脉瘤者，行彩超下加压或凝血酶注射多能够成功治愈。采用小切口股动脉切开可明显降低局部血肿和PA的发生率。

（3）操作过程中应尽量选用较细、柔软的导管和超滑导丝，选用合适的球囊进行扩张，操作小心、轻柔，切忌粗暴，避免导丝成袢或进入夹层。夹层发生时应将导管或导丝退回至真腔后置入相应规格的支架。

（4）微小粥样硬化斑块或血栓脱落栓塞于趾间小动脉，导致趾端急性缺血，即蓝趾综合征。予抗凝、扩血管、活血等治疗多可缓解。如缺血症状严重，可导致趾端坏疽，需行截趾。

（三）TASC分级和围术期并发症的关系

按新的TASC诊疗指南，将下肢动脉硬化闭塞症分为主髂动脉和股腘动脉两型并分为4级。临床上，即使主髂动脉病变已达到B或C级，介入治疗仍相对容易，但股腘动脉病变介入治疗的技术成功率则远不及主髂动脉成功率高，这可能与股腘动脉管径较细且多为多发长段的弥散性粥样硬化病变有关。动脉硬化闭塞症患者多为高龄，全身情况往往较差，具备了心脑血管疾病易发的高危因素，对于此类患者，即使介入治疗的轻微创伤和疼痛也可能诱发心动过速、心律失常和血压改变；同时，患者多有长期吸烟史，合并不同程度的呼吸系统慢性炎症，术后卧床较久极易发生肺不张，从而影响肺的交换功能，引起低氧血症、呼吸衰竭并最终诱发心力衰竭。因此，对于此类病变介入治疗的困难和由此导致的操作时间较长、术后卧床较久等正是股腘动脉型下肢动脉硬化闭塞症介入围术期并发症发生率明显高于主髂型的原因。手术时可采取分期处理病变动脉、每次控制治疗时间不宜过长等措施会明显减少术后并发症的发生。

（四）合并糖尿病的下肢动脉硬化闭塞症患者术前需积极控制血糖

糖尿病患者的动脉硬化多呈节段性分布，股腘动脉甚至膝下动脉分支广泛受累，而且患者往往等到已出现明显的肢体坏死才来就诊，此时患者的全身情况和远端流出道均较差，多无法完成旁路移植手术，而行介入治疗也较为困难。另外老年糖尿病合并冠心病患者心力衰竭发生率较高，而心力衰竭又诱发呼吸功能的衰竭。糖尿病还可加速和加重动脉粥样硬化。对于此类患者，术前积极控制血糖对降低术后并发症发生率极为重要。

（五）常见的几种并发症的处理

旁路移植手术的常见并发症包括急性人工血管血栓形成，伤口感染，人工血管感染，人工血管闭塞等。因为目前绝大多数患者均选择和接受了腔内治疗，考虑腔内治疗的普及和未来发展的趋势，本文的重点将主要介绍腔内治疗的围术期并发症处理如下所示。

1.出血、血肿

局部出血和血肿表现为穿刺部位肿胀、皮下瘀斑。发生在腹股沟韧带上股动脉穿刺可致腹膜后出血可能，严重者可导致患者失血性休克。发生原因：

（1）术后高血压。

（2）肥胖。

（3）操作者技术不熟练，动作粗暴、反复穿刺。

（4）穿刺部位血管动脉硬化，不易压迫。

（5）穿刺部位高于腹股沟韧带水平。

（6）术后压迫不确切，患肢未有效制动。

（7）使用大号鞘管、抗凝、溶栓的剂量过大等。

对高血压患者术中监测患者血压，使用硝酸甘油或硝普钠等降压药物将血压控制在160/100mmHg以下。选择正确的穿刺部位：一般股动脉穿刺点在腹股沟韧带下3cm处，约腹股沟皮肤皱褶下1~2cm，肱动脉穿刺点在肘部内侧皮肤皱褶上方，肱动脉搏动最明显处。选择直径较小的介入器材，现在一般在6F以下即能满足大部分下肢动脉腔内治疗需要。治疗结束后应先用左手示、中、环指分别放在皮肤穿刺点、血管穿刺点及血管穿刺点头侧压迫，且压迫在股骨上，压迫15~20分钟，再采用8字绷带加压包扎，患肢制动至少

24小时。也可使用血管封堵器。对于一侧需要同时行顺行、逆行穿刺的，或血管条件差反复穿刺，或使用大号鞘管的患者，可采用局部浸润麻醉，腹股沟做3~5cm纵形切口暴露股动脉，直视下操作，穿刺后缝合血管穿刺点，以减少穿刺点出血。一旦确诊，暂停使用抗凝、溶栓药物，立即予以有效压迫。如血肿较小可自行吸收，不需特殊处理。腹膜后大出血如患者血流动力学稳定，可非手术治疗。如血肿巨大造成血流动力学不稳定，血细胞比容和血红蛋白持续下降，需要外科探查或者采用介入方法置入覆膜支架。

2.假性动脉瘤

主要由于压迫穿刺点不佳所致。对于直径<3cm者可重新压迫或超声引导下压迫，并可在瘤腔内注射凝血酶；直径>3cm且上述方法无效时，需手术治疗。精准穿刺、拔除鞘管后加以有效压迫是防止出现假性动脉瘤的良好方法。

3.动脉夹层

在开通长段闭塞病变或球囊扩张时，易将内膜撕起形成夹层，应选择合适的导管、导丝通过病变，并进行适当的球囊扩张。可选择较细的4F导管和0.035mm软滑导丝，先进导丝，再跟进导管，避免盲目导管前进，必要时以路径图指引对于长段闭塞段或伴有较严重的钙化病变，常规方法难以通过，需应用内膜下技术，从病变血管的内膜下进入远端真腔；对于长段病变或相邻的多个短段病变，可选用长球囊扩张，避免用短球囊分次反复扩张。通过狭窄或闭塞病变段时，全程均应在透视下进行，并随时观察导丝、导管头端位置，可手推少量造影剂明确血管情况。根据血管的形态选择导管、导丝类型，一般采用椎动脉导管配合直头超滑导丝或直头导管配合J形头导丝。如发生夹层，可退回导管，重新操作或试行内膜下血管成形术，将导管、导丝从夹层的远侧回入真腔，再进行PTA或支架置入。如无法回入真腔，且夹层较大较长，在没有阻塞侧支血管时一般不会加重肢体缺血。可暂停介入治疗，如肢体缺血加重，则需手术治疗。

4.动脉穿孔

是较严重但少见的腔内治疗并发症，临床表现为肢体肿痛，血管造影表现为对比剂外溢，严重者出现血压下降；也可能为亚急性表现，术后数日发生。常见原因是操作不当，动作粗暴，或选择球囊直径过大，压力过高。出现穿孔时可导入球囊暂时阻断血流，并在相应位置外用绷带加压包扎，多可停止。若球囊扩张后出现的动脉裂口较大，出血严重，可用球囊控制近端血流，再置入支架行腔内修复或外科手术修复。

5.动脉痉挛

由于导管、导丝的刺激可引起血管痉挛，膝下动脉管径较细，更易发生；操作时间过长会增加血管痉挛的发生率。若痉挛持续不缓解，可导致动脉急性血栓形成。应尽量减少对血管刺激，减少操作时间。出现动脉痉挛时，通过导管在动脉内注射硝酸甘油10mg或罂粟碱30mg有助于缓解。

6.急性动脉血栓形成或动脉栓塞

穿刺点压迫不当，导管、导丝、球囊对动脉壁的损伤，动脉痉挛，附壁血栓或硬化斑块脱落，围术期抗凝、抗血小板药物用量不足等均可引起急性动脉栓塞或血栓形成；穿刺、导管/导丝对动脉壁的损伤，球囊扩张造成动脉痉挛，术中、术后未及时应用抗凝、祛聚药物或用量不足，可引起急性肢体动脉血栓形成，尤其在处理管径细、血流慢的小动脉病变时。动脉内的附壁血栓或动脉硬化斑块脱落造成动脉栓塞。均表现为肢体疼痛，皮温降低，皮色苍白，远端动脉搏动减弱或消失。在术前3天口服氯吡格雷75mg/d或阿司匹林100mg/d，术中、术后给予全身肝素化，腔内介入治疗时间过长，要及时追加抗凝药。操作过程小心细致。一旦发生动脉血栓，应立即予以溶栓治疗。可通过导管或外周静脉溶栓。在溶栓过程中，要每天监测凝血酶原时间，一般维持在正常的2倍左右。对于动脉栓塞的患者。小的栓子可应用抗凝、溶栓、扩血管药等治疗，大的动脉栓塞手术取栓。

7.动脉再狭窄或闭塞

与球囊扩张不充分、支架贴壁不良或明显残余狭窄，平滑肌细胞过度增生、管壁弹性回缩及血管重塑、血栓形成等有关，常伴肢体缺血加重。合并糖尿病、肾功能减退或凝血功能亢进、停用抗血小板药物患者的危险性增高。对下肢动脉硬化性闭塞症腔内治疗后再狭窄、闭塞的防治，加强随访尤为重要。对随访中症状复发，踝肱指数下降，以及彩超提示血流减慢等，应尽早行抗凝、抗血小板及溶栓药物。必要时再次应用腔内的方法行局部球囊扩张和支架置入或外科手术。

第四节　单纯性下肢浅静脉曲张

一、解剖及病理生理

(一) 下肢静脉解剖

下肢静脉循环系统分为深静脉与浅静脉两组，共同将下肢静脉血回送至心脏和肺。深静脉位于下肢肌肉筋膜以下的深层肌肉腔隙内，通过下肢静脉瓣膜和肌肉的作用，负责大部分下肢静脉血的回流。浅静脉位于肌筋膜外，没有筋膜的支撑，管壁稍薄的浅静脉壁有高度可扩张性，能够显著扩张容纳大量的血液。下肢浅层组织和皮肤的血液汇入浅静脉，然后汇入深静脉系统。

2支最主要的下肢浅静脉为大隐静脉与小隐静脉。大隐静脉是人体内最长的静脉，起源于足背静脉弓内侧，经内踝前方、下肢内侧上行，穿过卵圆窝汇入股静脉。大隐静脉进入股静脉的汇入点被称为股隐交界点。大隐静脉含多组静脉瓣膜，其中最主要的两处瓣膜分别位于股隐交界点水平及其下方1~2cm。大隐静脉在近股隐交接点的位置有3~7个属支，解剖变异较大，而以5支最为多见，其分别为腹壁浅静脉，旋髂浅静脉、阴部外静脉、股外侧静脉和股内侧静脉。

小隐静脉起自足背静脉弓外侧，于外踝后下方沿小腿后侧上行至腓肠肌内、外侧头之间进入腘窝，穿过深筋膜多汇入腘静脉，汇入点称为隐腘静脉交界点。少数小隐静脉汇入其他静脉如大隐静脉，或多个终末分支汇入大腿浅静脉分支。小隐静脉主要收集来自小腿内外侧缘的血流。在腓肠肌区域存在3支交通血管将小隐静脉与大隐静脉交通，称为隐间静脉，分别位于腓肠肌下1/3处、腓肠肌中段和膝下缘，以膝下那支最为粗大。

深静脉在肌肉之间与同名动脉伴行。小腿部有胫前、胫后和腓静脉，于腘窝处汇入腘静脉，进入内收肌管后移行为股静脉，其伴随股动脉上行，初在其外侧，后转至其内侧，与股深静脉汇入股总静脉，至腹股沟韧带深面移行为髂外静脉。

在深、浅静脉之间有许多穿通静脉存在。有些穿通静脉直接连接浅静脉和深静脉，多有相对固定的解剖位置；有些则通过肌间静脉与深静脉相连接，解剖位置变异较大。下肢主要穿通静脉早期以研究者人名命名，后经修订后改为以其解剖位置命名。如内踝和小腿内侧的穿通静脉，现在命名为胫后穿通静脉。这些穿通静脉进一步分为下、中、上三组，连接后弓状静脉和胫后静脉。另外一支重要的穿通静脉为胫周穿通静脉（旧称为Boyd,s穿通静脉），位于小腿前内侧。股管穿通静脉）分为低位、高位两组，低位股管穿通静脉位于大腿远段连接大隐静脉和静脉，高位股管穿通静脉位于大腿中段连接大隐静脉和股静脉。小隐静脉发出的主要穿通静脉包括小腿中段穿通静脉（旧称May穿通静脉）和跟腱周围穿通静脉（旧称Bassi穿通静脉），前者连接小隐静脉和比目鱼肌静脉，后者连接小隐静脉和腓静脉。正常穿通静脉通过单向瓣膜仅允许血流自浅静脉向深静脉单向流动。当穿通静脉瓣膜功能不全时，血液逆流可发生病理性改变。

网状静脉为位于皮肤和肌筋膜之间的小静脉，管壁薄，外观呈蓝紫色，直径1~3mm。网状静脉连接大、小隐静脉的分支并形成小静脉的网状结构系统，被称为外侧皮下静脉系统。该系统主要位于小腿外侧并向上延续至腿窝以上水平。静脉高压下网状静脉可出现功能不全，可导致相应部位的毛细血管扩张。

（二）下肢浅静脉曲张的病理生理

单纯性下肢浅静脉曲张的发病原因，包括静脉瓣膜功能不全、静脉壁薄弱和静脉内压力持久增高。静脉壁薄弱、弹性降低和静脉瓣膜缺陷或结构不良，与遗传因素有关，属"原发性"下肢浅静脉瓣膜关闭不全。血液的重量作用以及任何后天因素使重力作用增加造成静脉瓣膜正常的关闭功能受到损害而形成的静脉曲张属"继发性"。继发性瓣膜关闭不全的诱发因素包括重体力劳动、长时间站立或坐立工作、肥胖、妊娠、长期便秘、慢性咳嗽等；静脉炎史、静脉系统梗阻以及循环血量超过回流负荷均可造成静脉内压力增高而形成静脉曲张。当隐股静脉连接点处的大隐静脉瓣膜遭到破坏而致关闭不全以后，就可影响其远心端的静脉瓣膜和交通支瓣膜，也可通过其属支静脉影响到小隐静脉。由于瓣膜关闭不全可导致血液反流，因浅静脉管壁肌层薄且周围缺少结缔组织，血液反流可引起静脉增长增粗，出现静脉曲张。血液反流导致下肢静脉压增高，静脉血流瘀滞，静脉壁发生营养障碍和退行性变，尤其是血管中层的肌纤维和弹性纤维萎缩变性，被结缔组织替代。部分静脉壁呈囊性扩张而变薄，有些部位因结缔组织增生而增厚，因而血管可呈结节状。静脉瓣膜萎缩、机化，功能丧失。因血流瘀滞、静脉压增高和毛细血管壁的通透性增加，血管内液体、蛋白质、红细胞和代谢产物渗出至皮下组织，引起纤维增生和色素沉着。局部组织缺氧而发生营养不良，抵抗力降低，易并发皮炎、湿疹、溃疡和感染。

二、临床表现

单纯性下肢浅静脉曲张是最常见的周围血管病。其发生常与遗传因素和职业因素有关，多见于经常从事站立工作者。临床上已大隐静脉瓣膜反流导致的静脉曲张最为常见，单纯小隐静脉反流导致的静脉曲张相对少见。

静脉曲张患者出现进行性加重的下肢浅表静脉扩张、隆起和迂曲。发病早期下肢浅静脉轻度纡曲隆起，可无明显症状。随静脉曲张程度进展，逐渐出现足踝区水肿，下肢酸胀、麻木、困乏、沉重感，久站后症状加重，而平卧或肢体抬高后症状明显减轻。若并发血栓性浅静脉炎，局部红肿疼痛明显，曲张静脉呈硬条索状。血栓机化及钙化后，可形成静脉结石。病程较长、曲张静脉较重者，在足靴区或小腿出现皮肤营养性改变，包括皮肤萎缩、脱屑、皮肤色素沉着、湿疹和静脉性溃疡，患者有皮肤瘙痒感。如曲张静脉除有外伤则可造成该处破裂出血，静脉曲张也易并发血栓性浅静脉炎，表现为局部红、肿、热、痛，可触及红肿条索和血栓硬结。曲张静脉团因溃疡侵蚀或外伤致破裂，可发生急性出血。

目前，临床上常用CEAP静脉功能评分系统的C分级将下肢静脉曲张临床症状分为六期。CEAP静脉功能评分系统由1994年首次被提出，2004年修订后广泛应用于各种慢性下肢静脉疾病分级及严重程度评分。此系统是将慢性下肢静脉疾病根据临床表现、病因学因素；病变的解剖定位和病理生理改变进行分级。单纯性下肢静脉曲张的病因学因素、病变解剖定位、病理生理改变特征明确，该评分系统C分级则在单纯性下肢静脉曲张中有重要临床意义，用于术前对病变程度分级、指导治疗方案和术后评价疗效。

（一）毛细血管扩张或网状静脉扩张

毛细血管扩张指持久性扩张的真皮内小静脉，内径＜1mm，红色或蓝色，呈线状或丝状；网状静脉为蓝色持久性扩张的真皮内小静脉，内径＞1mm但＜3mm，通常呈扭曲状不同于正常皮内小静脉。

（二）皮下浅静脉扩张

在直立位时腿部可见弯曲增粗的表浅静脉血管，内径＞3mm，高出皮肤，在腿部抬高或平卧后可消失，常有小腿酸胀、易疲劳等不适感觉，并呈扭曲状，可受累大隐静脉、小隐静脉或非隐静脉系统。

（三）静脉性水肿

通常发生于足踝区和小腿，以站立过久或劳累后较明显，晨起时水肿可消退，患肢常比对侧肢体增粗。

（四）皮肤和皮下组织改变

包括皮肤色素沉着、湿疹、皮肤脂肪硬化症或白色萎缩症等。皮肤色素沉着为早期的皮肤改变，常发生于踝周，可向小腿或足部扩展。湿疹表现为红斑、水疱、渗出或鳞屑状皮疹，多发生于曲张静脉周围，或广泛受累整个下肢，又称瘀血性皮炎。皮肤脂肪硬化症表现为小腿下段皮肤和皮下组织的局限性慢性炎症和硬化，有时伴有跟腱的瘢痕和挛缩。白色萎缩症多为圆形的局限性皮肤白色萎缩斑，周围有扩张的毛细血管，有时伴有明显色素沉着。

（五）静脉性溃疡

好发部位在踝周及小腿下1/3，尤以内踝和足靴区内侧最多见，为全层性的皮肤缺损。C5和C6以静脉性溃疡已愈合（C5）或活动期（C6）为区别，同时可伴有C4期各种皮肤及皮下组织改变。

三、检查及诊断

（一）检查

1.下肢静脉功能检查

（1）浅静脉瓣膜功能试验（Trendelenburg试验）：患者仰卧，抬高下肢使静脉排空，于腹股沟下方束止血带压迫大隐静脉。嘱患者站立，释放止血带后10秒内如出现自上而下的静脉曲，张则提示大隐静脉瓣膜功能不全。同样原理，在腘窝处束止血带，可检测小隐静脉瓣膜功能。

（2）深静脉通畅试验（Perthes试验）：患者站立位，于腹股沟下方束止血带压迫大隐静脉，待静脉充盈后，嘱患者用力踢腿或下蹬10余次，如充盈的曲张静脉明显减轻或消失，则提示深静脉通畅；反之，则可能有深静脉阻塞。

（3）穿通静脉瓣膜功能试验（Pratt试验）：患者仰卧，抬高下肢，于腹股沟下方束止血带压迫大隐静脉，先从足趾向上至腘窝缠第一根绷带，再从止血带处向下缠第二根绷带。让患者站立，一边向下解开第一根绷带，一边继续向下缠第二根绷带，如果在两根绷带之间的间隙出现静脉曲张，则提示该处有功能不全的穿通静脉。

2.多普勒血管超声检查

简便，无创，可重复性强。可动态、直观地显示静脉解剖结构的切面图像及彩色血流成像，评估深、浅静脉及穿通静脉瓣膜功能，以及各静脉血管壁、管腔、血流方向、速度、侧支循环、是否合并血栓形成等情况。常常作为单纯性下肢静脉曲张的诊断、术前检查、术后随访的首选方法。

3.下肢静脉造影

有顺行性与逆行性两种造影方法，一般单纯性下肢静脉曲张无必要做此检查，当怀疑合并深静脉病变时，对疾病的鉴别诊断具有重要价值。可了解深静脉系统通畅情况、判断交通支瓣膜功能及解剖部位，为手术结扎交通支提供切口部位，评估深静脉功能。单纯性下肢静脉曲张顺行造影时可见浅静脉明显扩张，穿通静脉可有扩张及逆流，深静脉正常；逆行造影，可见造影剂逆流通过隐股静脉瓣，并显示大隐静脉近端呈囊状扩张，而股静脉瓣膜无逆流。

（二）鉴别诊断

根据患者的病史、体征诊断下肢浅静脉曲张并不困难。但单纯性下肢静脉曲张应与各种原因导致的可继发下肢浅静脉曲张的疾病相鉴别。

1.原发性下肢深静脉瓣膜功能不全

原发性下肢深静脉瓣膜功能不全可继发有下肢浅静脉曲张，但下肢静脉功能不全表现更严重，患者久站时出现明显胀痛和下肢明显肿胀。多普勒血管超声检查和下肢静脉造影检查可明确下肢深静脉瓣膜反流性质及严重程度。

2.下肢深静脉血栓形成后综合征

下肢深静脉血栓形成后血栓阻塞深静脉，血液回流障碍，浅静脉失代偿可引起继发性静脉曲张；病程早期下肢深静脉回流障碍，病程后期血栓机化再通后，静脉瓣膜遭破坏，演变成倒流性病变，代偿性出现浅静脉曲张，下肢水肿，肢体沉重或酸痛感及皮肤营养性变化，可继发患肢淋巴水肿。血栓形成的闭塞期，深静脉通畅试验阳性，血栓再通后，深静脉通畅试验也可阴性。可根据患者既往深静脉血栓病史、多普勒血管超声检查和下肢静脉造影鉴别。

3.慢性髂腔静脉梗阻性疾病

慢性髂腔静脉梗阻性疾病，如髂静脉压迫综合征、布加综合征、血栓后髂静脉闭塞等，因下肢静脉回流受阻可继发下肢浅静脉曲张及下肢静脉功能不全表现。

4.下肢动静脉瘘

先天性动静脉瘘，患肢常较健肢明显增长、粗大；后天性动静脉瘘多有外伤史。动静脉瘘处局部可以扪及持续性震颤，听诊时可闻及连续性杂音；皮温升高，常继发浅静脉曲张。

5.先天性静脉畸形骨肥大综合征

为一种先天性静脉畸形病变，以葡萄酒色斑痣、肢体浅静脉曲张伴有或不伴有深静脉畸形及骨与软组织增生肥大三联征为主要表现。浅静脉曲张多见于下肢的外侧面，也有患者受累整个肢体。

四、治疗

（一）非手术治疗

非手术治疗法仅能改善症状，适用于：

（1）病变局限，症状较轻。

（2）妊娠期间发病，鉴于分娩后症状有可能消失，可暂行非手术疗法。

（3）症状虽然明显，但手术耐受力极差者。

1.循序减压

弹力袜或弹力绷带循序减压弹力袜或弹力绷带使曲张静脉处于萎瘪状态，减少静脉管径，降低毛细血管滤过性，加强瓣膜功能。远侧高而近侧低的压力差利下肢静脉回流。此外，还应避免久站、久坐，间歇抬高患肢。

2.药物治疗常用药物

包括马泵种子提取物、地奥司明、七叶皂苷钠、曲克芦丁等。通过增强静脉血管弹性和张力、降低毛细血管通透性、抑制炎症反应、促进静脉血液回流、改善微循环等改善临床症状。

3.硬化剂治疗

硬化剂治疗的基本原理是通过硬化剂的注入，使药物刺激静脉壁，使静脉痉挛、内膜变性、炎症反应发生和内膜硬化。其理想结果是曲张静脉经注射硬化剂治疗后形成纤维条索，最终被吸收。注射硬化剂后的局部反应与硬化剂的浓度和作用时间相关，治疗不足可能没有效果，治疗过度可以引起血管周围组织破坏及炎症反应强烈。

硬化剂治疗发展初期主要应用液体硬化剂，常用的硬化剂包括5%鱼肝油酸钠、酚甘油液（2%酚溶于25%～30%甘油液中）等。近年来，泡沫硬化剂已广泛应用于临床，逐渐取代液体硬化剂。泡沫硬化剂的优势在于：它不会与血液混合而导致硬化剂浓度被稀释；由于泡沫制剂进入血管内后可迅速占据血管腔而驱走血液，使得药物与静脉壁广泛接触会增加作用时间和接触面积已提高疗效。泡沫制剂的这些特性使得治疗时可以用低浓度和少量硬化剂就达到满意疗效；此外，泡沫制剂在超声下很容易直视到，可以在整个治疗过程中监测治疗状况。在超声引导下注射硬化剂可以准确地穿刺到靶血管，监测到制剂在血管腔内弥散情况，监测到与静脉壁的接触状况，减少了穿刺到静脉外或误穿动脉而造成的并发症。

（二）手术治疗

手术是单纯性下肢静脉曲张根本的治疗方法。手术方法包括三个方面：

（1）大隐静脉反流的处理。

（2）曲张静脉团的处理。

（3）功能不全的交通支静脉的处理。目前还没有一种方法能十全十美地治疗静脉曲张，最佳的方法是取各种方法的优点，结合患者具体情况制定治疗方案。

1.传统手术治疗

传统手术包括高位结扎及大隐静脉的剥脱、交通支的处理以及静脉团的手术切除。根据剥脱器的改进分为普通剥脱和内翻剥脱器，内翻剥脱对周围组织损伤较普通剥脱器小。

（1）术前准备：术前用记号笔标记曲张静脉，均行下肢静脉超声检查，以了解深静脉通畅情况及瓣膜功能是否正常并标记出交通支血管的位置。

（2）手术方法：在腹股沟韧带下约1.5cm的卵圆窝处做2cm的切口，切开浅筋膜，于卵圆窝内下缘找到大隐静脉，游离，切断并结扎所有属支，在距股深静脉约0.5cm处切断大隐静脉，结扎大隐静脉近端，经切断大隐静脉断端向下逆行送入剥脱器，在膝下或踝部大隐静脉主干处做0.5cm小切口，引出静脉剥脱器。沿大隐静脉走行注射TLA液（0.9%生理盐水500ml、2%利多卡因20ml，肾上腺素1ml），以减少出血及减轻术后疼痛，将剥脱器由远端拉出，逆行、内翻拖出大隐静脉，向大隐静脉血管床再注入TLA液50~100ml，压迫止血。然后按术前标记在有交通支处做0.3~1cm的切口，切断，结扎交通支。对于表浅曲张静脉，根据其病变程度、范围选择手术切除或用粗丝线行"8"字缝合，将其闭塞，用弹力绷带加压包扎，术毕。

（3）术后处理：建议术后早期活动，术后持续使用弹力绷带或弹力袜至少8~10天。推荐穿弹力袜1~3个月。

（4）手术结果：传统手术长期随访结果差异性很大，复发率为6%~60%，2006年Fisher报道一项多中心的近7年的随访结果，复发率在19.2%。目前国际上比较认可的结果在20%左右。复发的原因为：手术不彻底（包括大隐静脉剥脱不完全和交通支未处理），解剖异常，疾病继续发展，肥胖和血管新生等。

2.腔内激光治疗（EVLT）

激光的特性是可以通过光纤能够传递热能量使管腔收缩、内膜损伤继而迅速机化并形成纤维条索，最终使静脉闭合，以达到消除反流的目的。

（1）术前准备：同传统手术。

（2）手术方法：在下肢消毒前，先用18G套管针做患肢踝静脉穿刺，肝素帽封管备用。常规消毒铺巾，将患肢垫高30°；由套管针处置入0.035mm超滑导丝，引导5F可透光造影导管至股隐静脉交界点以远1~2cm处（可通过术中超声定位），肝素盐水封管留置。如套管针穿刺踝静脉失败或经套管针导入超滑导丝、导管失败，可在术前标记明显曲张且有交通支处切开皮肤，切断交通支并找到大隐静脉主干，在此处沿主干导入造影导管。打开激光引导光源，沿造影导管置入激光光纤，引导光源可透过皮肤，准确将激光光纤送至股隐静脉交界点以远1~2cm处，激光发射仪设定参数，准备发射激光治疗。有2种治疗方法：

①间断治疗法，设定参数功率12W，作用时间1秒，间隔时间1秒，此种设定后，激光间断发射，激光发射时激光纤维停留，间隔时回撤光纤，速度以0.5cm/s为宜，此种方法疗效取决于静脉的直径，其缺点是治疗不均匀。

②连续治疗法，激光以连续方式发射，光纤也连续回撤，此时作用能量取决于设定发射量和回撤速度；是否作用均匀取决于术者回撤光纤的状况。除参数设定正确外，大隐静脉直径也是治疗效果的重要因素，对于直径粗大且静脉壁较厚的患者可适当减缓退行速度，而对主干细且壁较薄的患者可适当加快激光退行速度；助手用手沿大隐静脉行程压迫，闭合大隐静脉全程。

（3）手术禁忌证：如果患者有静脉炎史、血小板减少症、大隐静脉迂曲严重或脉囊性扩张以及大隐静脉十分表浅时，不适合采用激光治疗。

（4）术后处理：同前。

（5）手术结果：目前仅有中短期手术结果发表，报告只提到大隐静脉闭合率，而静脉曲张复发率很少提及。在1～3年随访时，大隐静脉闭塞率在95%左右，3年的复发率有报道是6%。

3.射频腔内闭合术

射频腔内闭合术是通过射频治疗系统将射频能量传递到静脉壁，足够的热量作用于静脉壁，使胶原质收缩、内皮细胞裸露，从而导致静脉壁增厚、管腔闭合。目前最先进的射频腔内闭合系统为ClosureFAST系统（美国VNUS医疗技术公司），以节段性消融为特点，治疗大静脉及小隐静脉的反流。ClosureFAST导管远端附有1个7cm长的双极电极，其机制为该电极直接作用于静脉壁释放射频能量，与静脉壁的直接接触导致血管内皮损伤、静脉壁胶原纤维收缩至血管闭合及血管内血栓形成，最终导致静脉内纤维化，新的胶原基质形成致使静脉管腔收缩最终血管闭合。

（1）手术方法：取仰卧位，将患肢垫高约30°，根据静脉的直径大小选择治疗合适直径的电极导管；采用静脉穿刺或静脉切开方法，将血管鞘导入静脉内备用，将治疗电极导管与主机相连并连接好肝素盐水。沿大隐静脉走行皮下注入TLA液，经血管鞘将治疗电极导管置入大隐静脉主干，电极头端送至股隐静脉交界处以远1～2cm。治疗开始时，打开射频发生器，备好射频装置，应用ClosureFAST系统节段性消融技术时，每20秒治疗时间针对性治疗每7cm静脉节段。按下导管手柄的按钮即可释放射频能量，每20秒治疗周期完成，能量释放自动停止。治疗起始部位时需要2个20秒治疗周期已达到有效地静脉闭合。此外，针对静脉瘤或局部扩张明显的静脉段，由操作者决定必要时也应用进行两个20秒治疗周期。在每1个20秒治疗周期中，能量开始释放后5秒内温度即达到120℃，如果5秒内未达到这个温度值，该节段静脉应再进行1个20秒治疗周期。射频发生器监控整个治疗周期内的所有参数，如果参数未达到有效值会报警提醒操作者。同一节段静脉不能接受3个以上的治疗周期。完成每个7cm节段静脉的治疗后，在导管轴上应用1个6.5cm长的分段标志物将导管回撤至下1个节段。6.5cm的空间使相邻两节段存在0.5cm的重叠，以避免两节段间存在未治疗区域。重复进行这一过程直至靶静脉全段完成治疗，全过程一般需要1～5分钟，时间取决于病变静脉的长度和治疗节段的数量。

（2）手术结果：目前报道3～5年射频治疗后的大隐静脉闭合率在85%左右。

4.透光直视旋切术

透光直视旋切术（TIPP）方法适合于曲张静脉团的治疗，尤其适合大面积广泛而严重静脉曲张团。透光旋切仪器由电动组织旋切器及内镜照明装置组成。

治疗方法在完成对大隐静脉主干反流处理后，根据静脉曲张的范围设计切口（2～6个，长0.3～0.5cm），以照明光棒和电动组织旋切器均能达到为标准。一切口置入照明光棒，以此透射皮下曲张的静脉团并注入TLA液，该液体通过一个直接连于照明光棒的加压灌输装置进行灌注，灌注压力200~400mmHg。关闭手术室灯光，将照明光棒自切口送入静脉深处，暗色条状的曲张静脉就会被映照在皮肤上。从另一切口导入电动组织旋切器。该装置含有一个旋转的管状刀头，于曲张静脉平面内沿着曲张静脉的行走慢慢推进，将组织旋切器刀头窗口对准曲张静脉，启动开关，该处的曲张静脉会被吸入并在直视下被碎解，同时立刻被连接在旋切器手柄后方的吸引器吸出。吸引器选择400~700mmHg的压力，可确保所有的曲张静脉均被切除。照明光棒和旋切器可在任一切口进行交换操作，使其能在切口最少的情况下进行最大面积的切除。透光直视旋切术对静脉团的处理十分理想，治疗彻底，但创伤较大，TLA液充分冲洗有助于抑制出血及血肿形成，并助于术后镇痛。

5.局部麻醉下选择性静脉曲张切除术（SAVLA）

腔内血管技术（激光、射频）的开展，对传统的腹股沟处大隐静脉切断结扎做法的必要性提出质疑，有学者发现在行血管腔内闭合大隐静脉后，隐-股连接点处的反流有恢复的现象，也有学者发现在切除完大隐静脉的属支后，大隐静脉主干内的反流消失，还有报道大隐静脉反流处理后，深静脉反流消失，以及大隐静脉远端属支处理后，近段大隐静脉直径缩小。以上种种现象促使人们提出了下肢静脉曲张的新的病理生理概念，即静脉曲张开始于最薄壁，最浅表的静脉网水平。根据超声波的检查，数目众多的文章发表已经对传统认为的大隐静脉反流从上至下发展的共识提出异议，同时他们提出了曲张静脉起源于远端或多点自下而上发展的假说。有相当多的下肢静脉曲张患者在超声波检查时并未发现有隐-股连接点处的反流现象也支持这样的假设。在一项有关静脉反流的程度与年龄的研究中，研究者对2275例研究对象进行下肢静脉超声检查时也发现静脉反流有从下至上顺行发展的趋势，即反流先从浅表的大隐静脉属支开始，扩展到大隐静脉，最后止于隐-股连接点处。根据这样的假设，我们认为如果患者大隐静脉未发现有反流现象而发生静脉曲张，则切除静脉曲张可以避免反流向大隐静脉发展。另外，如果患者的大隐静脉有反流但程度不重，切除属支曲张静脉则有可能使大隐静脉的反流恢复，从而减小手术创伤，保留大隐静脉。局麻下选择性静脉曲张切除术由此产生，此手术是真正意义上的微创手术方法，且保留了大隐静脉，最大程度地减少因处理大隐静脉而造成的隐神经损伤的并发症。据部分文献报道该手术术后2~3年的随访结果，大隐静脉血流动力学改善率达90%，临床症状缓解率达80%~90%，外观改善率达90%，静脉曲张复发率15.7%，与传统手术结果相近。但该方法远期结果有待研究，另外该理论还需得到绝大多数专家的认可。

6.其他治疗静脉曲张的方法

（1）超声引导下/透视下大隐静脉主干硬化剂注射治疗通过硬化剂对静脉壁的作用使静脉闭合。

（2）电凝法：将电凝导管送入大隐静脉主干内，另一端与手术电刀连接，将大隐静脉通过热损伤将其闭合。

（3）微波法：将微波腔内辐射器置入大隐静脉主干内，采用2450MHz微波将大隐静脉热凝固封闭。

综上所述，静脉曲张的手术治疗由对大隐静脉反流的处理，对交通支的处理及曲张静脉的处理三部分组成。每一部分的处理方法多种多样，在临床中应结合各种方法治疗。随着对静脉曲张疾病的深入认识，新技术的不断出现，血管外科医生在治疗大隐静脉曲张的手术方法上有了更为多的选择，由于目前还没有哪一种方法是治疗静脉曲张最为有效和完美的方法，因此，根据患者不同病情，患者意愿，并结合各自医院的仪器设备给予个性化治疗是今后的方向。

（三）并发症及其处理

单纯性下肢静脉曲张病变较重且长期未经治疗者，可发生血栓性静脉炎、瘀积性皮炎、静脉性溃疡、曲张静脉团破溃出血等并发症。处理方法如下。

1.血栓性静脉炎

血栓性静脉炎为下肢静脉曲张常见的并发症。表现为局部疼痛，静脉表面皮肤潮红、肿胀，皮温升高，静脉呈索条状或团块状，伴压痛。治疗应抬高患肢，局部热敷或理疗，穿弹力袜，多不需应用抗生素，当合并全身感染或局部皮肤细菌感染可适当应用抗生素治疗。待炎症控制后行手术切除受累静脉，而且解决静脉曲张的根本问题。若发现血栓扩展，有向深静脉蔓延趋向者，应早期施行高位结扎术。

2.瘀积性皮炎

多位于足靴区，严重者可广泛受累整个小腿。早期表现为皮肤红斑，有轻度鳞屑，伴皮肤瘙痒，逐渐出现皮肤粗糙、脱屑、渗液，皮肤增厚、皲裂，呈苔藓化样损害。反复发作或加重，以冬季为甚。皮肤易继发葡萄球菌或链球菌感染。治疗包括休息时抬高患肢，应用弹力袜或弹力绷带改善静脉回流，避免长久站立或重体力劳动。合并感染者选择敏感抗生素控制，保持局部清洁和干燥，分泌物多时，可先用0.1%～0.5%依沙吖啶湿敷，待分泌物减少后再外用药物。其治疗的根本方法是针对静脉曲张手术治疗，减少下肢静脉高压及静脉瘀血，通过改善下肢内环境缓解症状。

3.静脉性溃疡

为下肢静脉曲张病情进展后期常见的并发症。多发生于足靴区和小腿下端前内侧。溃疡肉芽苍白水肿，表面稀薄分泌物，周围皮肤色素沉着，有皮炎和湿疹样变化，有时呈急性炎症发作。局部治疗以控制感染和保持创面清洁为主。加压疗法为静脉性溃疡非手术治疗的主要措施，包括应用弹力袜、弹力绷带、间歇性气囊加压疗法等，改善静脉汇率，促进溃疡愈合。而手术治疗是静脉性溃疡的首选方法，包括对浅静脉主干反流的手术治疗、溃疡周围曲张静脉团缝扎及穿通支结扎手术。对面积较大的溃疡可同期或二期行溃疡清创、皮肤移植术或游离皮瓣移植术。

4.曲张静脉破裂出血

曲张静脉团因静脉压力较高，静脉壁缺乏弹性，在轻微外伤下即可出血甚至自发出血，出血特点为出血量多且多无痛觉，很难自行停止。出血发生后应紧急处理：立刻抬高患肢，加压止血，有明显破裂的静脉可予缝扎止血。手术治疗下肢静脉反流及切除曲张静脉团是根本的治疗方法。

第五节　多发性大动脉炎

多发性大动脉炎（TA）是一种慢性非特异性炎性动脉疾病，主要受累主动脉及其主要分支如头臂干、颈动脉、锁骨下动脉、椎动脉和肾动脉，以及冠状动脉、肺动脉等。以前报道好发于东南亚青年女性，但现在研究表明，此病男女均可发病，并且呈全球性分布，女性患者与男性患者的比率从东南亚到西方逐渐降低。其主要症状是由于病变动脉阻塞引起的眩晕、昏厥、视力减退、头痛、无脉、偏瘫、失语等。此病名称较多，除了多发性大动脉炎外，以前又称无脉症、主动脉弓综合征、突发性大动脉炎或不典型性主动脉缩窄症等。

一、病因

多发性大动脉炎的病因及发病机制目前尚不清楚，各种文献报道均认为多发性大动脉炎发病多与自身免疫因素、内分泌失常及遗传因素有关。多数学者认为本病是一种自身免疫性疾病，可能由结核菌或链球菌、立克次体等在体内的感染，诱发主动脉壁和（或）其主要分支动脉壁的抗原性，产生抗主动脉壁的自身抗体，发生抗原抗体反应引起主动脉和（或）主要分支管壁的炎症反应。其理论依据：

（1）动物实验发现长期给兔补含高效价抗主动脉壁抗原的患者血清、可产生类似动物炎症改变。

（2）临床发现多发性大动脉炎患者可有血沉、黏蛋白增高，α、γ球蛋白及IgG、IgM的不同程度增高，服用肾上腺皮质激素有效。

（3）本病患者血中有抗主动脉壁抗体，同时发现主动脉壁抗原主要存在于动脉中层组织。

最近日本学者推测本病与HLA系统中BW40、BW52位点有密切关系，属显性遗传，认为有一种先天性遗传因子与本病有关。此外，大剂量雌激素可造成主动脉肌层萎缩、坏死和钙化，主要发生于主动脉及其分支，即承受动脉血流和搏动最大的机械应力部位，从而推测在内分泌不平衡最显著时期，雌激素过多和任何营养不良因素（如结核病）相结合，导致主动脉平滑肌萎缩，抗张力下降，成为致病因素之一。总之，综合致病因素在不同的环境下作用于主动脉和（或）其主要分支，产生多发非特异性动脉炎。

二、病理

多发性大动脉炎可在主动脉全长任何部位发生，并可受累所有主要大分支、肺动脉和其叶段分支，大多数可受累2支以上的动脉分支，但以头臂干动脉、胸主动脉、腹主动脉及肾动脉最常发生。病变血管大体标本呈灰白色，管壁僵硬、钙化、萎缩，与周围组织有粘连，管腔狭窄或闭塞。上述病变的发展均较为缓慢，在逐渐引起动脉狭窄、闭塞的同时，常在周围产生侧支血管。病变早期或活动期以肉芽肿型炎症为主。动脉的外膜、中层、内膜全层均有淋巴细胞、巨噬细胞、单核细胞等炎性细胞浸润，然后纤维组织增生，外膜滋养血管改变明显。外膜可与周围组织形成粘连，纤维增生。中层基质增多，弹性纤维肿胀断裂破坏。平滑肌坏死，肉芽组织形成，淋巴细胞、浆细胞浸润，中层还常有上皮样细胞和朗格汉斯细胞形成结节样改变，增生纤维化使管壁变厚，纤维收缩及内膜增厚使整段动脉变细狭窄，壁内也可有钙化。壁内中层坏死、变薄，可有局部扩张或动脉瘤形成。此外冠状动脉也可受累，典型表现为局限在开口处及其他端的狭窄性病变。左、右冠状动脉可同时受累，但弥散性冠状动脉炎较为常见。

三、临床表现及分型

多发性大动脉炎的临床表现一般分为早期和晚期2个阶段。早期表现为一些非特异性症状如低热、身体不适、体重减轻、易疲劳等，由于缺乏特异性的表现，所以早期诊断较为困难。随着病情发展，到了疾病晚期，将出现眩晕、昏厥、视力减退、头痛、无脉、偏瘫、失语、血管杂音、主动脉反流、心肌炎、心包炎、心肌缺血、扩张性心肌病以及肾小球病变等临床表现。按受累血管部位不同分型如下。

（一）头臂型

病变位于左锁骨下动脉、左颈总动脉或无名动脉起始部，可受累一或多根动脉，以左锁骨下动脉最为常见。此型病变可致脑、眼及上肢缺血，表现为耳鸣、视物模糊。少数患者诉眼有闪光点或自觉眼前有一层白幕，逐渐出现记忆力减退、嗜睡或失眠、多梦、头晕、眩晕、一过性黑蒙等。当颈动脉狭窄使局部脑血流降至正常的60%以下时，可产生意识障碍，出现发生性错厥，甚至偏瘫、昏迷、突发性失明、失语、失写等。体检可发现颈动脉搏动减弱或消失，颈动脉行径可闻及粗糙响亮的Ⅲ～Ⅳ级收缩的期血管杂音，眼部出现眼球震颤、角膜白斑、虹膜萎缩、白内障和视网膜萎缩。在无名动脉或锁骨下动脉近端受累时，还可出现患侧肢体发凉、麻木、无力、无脉、血压测不到，锁骨上区可闻及Ⅲ～Ⅳ级血管收缩期杂音。由于患侧椎动脉压力下降，可致血液从椎动脉倒流，脑供反流入左锁骨下动脉使脑遭受缺血损害，出现"锁骨下动脉窃血症"，表现为患肢运动后脑部缺血症状加重甚至产生昏厥。1978年Ishikava指出，在颈动脉阻塞的多发性大动脉炎病例，眼底检查可显示视网膜病变，共分四期。Ⅰ期：小动脉扩张；Ⅱ期：小血管瘤形成；Ⅲ期：动-静脉吻合；Ⅳ期：眼部并发症。Ⅰ、Ⅱ期属于轻、中度，Ⅲ、Ⅳ期为重度。

（二）胸腹主动脉型

病变受累左锁骨下动脉以远的降主动脉和（或）腹主动脉。主要病理生理改变为受累主动脉近侧高血压、远侧供血不足，因而加重心脏负担和增高脑血管意外发生率。临床表现为上半身高血压并伴有头痛、头晕、心悸以及下肢供血不足症状，如酸麻、乏力、发凉，可有间歇性跛行，严重者可有心功能减退表现。有时腹腔干、肠系膜上动脉等腹主动脉分支可受累，但因病变时间长，常有丰富的侧支循环，较少引起胃肠道症状。当病变在肾动脉以上时，继发肾缺血性高血压。体检可见上肢脉搏宏大有力，血压高达 18.7～32/12～18.7kPa（140～240/90～140mmHg）甚至更高，而下肢股、腘、足背动脉搏动减弱甚至消失。于胸骨左缘、背部肩胛间区、剑突下或脐上等处可闻及 II～III 级血管收缩期杂音。

（三）肾动脉型

多为双侧肾动脉受累。单纯肾动脉病变仅占16%，主要受累肾动脉起始部，合并腹主动脉狭窄者达80%。动脉炎性狭窄使肾脏缺血，激活肾素-血管紧张素-醛固酮系统，引起顽固性高血压。临床表现以持续性高血压为特征，幅度高而且舒张压也非常高，用一般降压药物效果不佳，严重时可产生高血压危象，表现为头痛、头晕、血压骤然升高、视物不清、眼底出血、恶心及呕吐，腹部可闻及血管杂音。

（四）混合型

混合型的患者其血管受累的范围较广，在临床表现上可同时出现上述头臂型、胸腹主动脉型及肾动脉型的症状和体征。其中肾动脉同时受累者最为常见。

（五）肺动脉型

病变主要受累肺动脉。目前国外报道45%～50%的多发性大动脉炎合并有肺动脉病变，可见于单侧或双侧肺叶动脉或肺段动脉。前者多见，并呈多发性改变。单纯肺动脉型临床上一般无明显症状，肺动脉缺血可由支气管动脉侧支循环代偿，只有体检时于肺动脉瓣区听到收缩期杂音。

此外，多发性大动脉炎引起的冠状动脉狭窄也值得重视。1951年Frovig首先报道这一现象。1977年Lupi报道在107例多发性大动脉炎中，16例有冠状动脉狭窄，其中8例有心绞痛症状。起初症状常与神经系统症状（头痛、一过性脑缺血等）同时出现，也可同时出现心肌梗死症状。有些病例可出现心力衰竭，以左心力衰竭较为常见。

四、辅助检查

（一）血液检查

多发性大动脉炎病因未明，早期无特异性检测标准。红细胞沉降率（ESR）在提示本病活动性方面有一定意义，尤其是年轻患者，在活动期83%ESR加速（＞20mm/h）。然而，随着年龄增长，ESR有下降趋势。ESR的高低与急性发作并不成正比，故ESR不能提示本病活动程度。此外本病在活动期抗O抗体上升，C-反应蛋白可呈阳性，白细胞轻度增高，组织因子、vWF因子、血栓烷、组织型纤溶酶原激活因子、ICAM-1、VCAM-1、PECAM-1、α1、α2、γ球蛋白增高，IgM、IgG可先后呈不同程度增高，但与正常人对照无显著性差异，类风湿因子、抗主动脉抗体可阳性。1982年Hideo在研究本病的血液凝固改变病原学方面指出，在初期，患者血液均显示高纤维蛋白原而纤维蛋白活性下降；晚期血中纤维蛋白原恢复至正常范围而纤维蛋白活性增高，Hideo指出，高凝状态在本病的发生中起着一定作用。因此血液流变学检查可有异常。

（二）超声血管检查

多普勒超声血管检查，对多发性大动脉炎患者可用于测定病变动脉的近远端血流及波形，尤其是对颈动脉的检查诊断的正确率高达96%，对临床诊断有十分重要的意义。经颅多普勒超声可评价Wills环的血流量和血流方向。这些检查项目简单实用，为无创伤检查，患者无痛苦。患者可重复进行，因此在临床上应用较广泛。但彩色多普勒超声及频谱分析在精确性及符合率上不及常规造影。

（三）节段性肢体血压测定和脉波描记

采用应变容积描记仪（SPG）、光电容积描记仪（PPG）测定动脉收缩压并可以在指、趾描记动脉波形，了解肢体各个平面的动脉血供情况。多发性大动脉炎患者若同侧肢体相邻段血压或两侧肢体对称部位血压差＞2.67kPa（20mmHg）提示压力降低的近端动脉狭窄或阻塞。由于此法简单、方便、无痛苦，乐于被患者接受，可作为本病客观指标之一广泛应用于临床，并可用于随访病变进展。

（四）脑血流图

头臂型大动脉炎，颈动脉严重受累者，脑供血不足，脑血流图可显示脑血流量明显减少。

（五）眼底检查

眼底检查有常规眼底检查、荧光素血管检查、电子视网膜照相检查。颈动脉重度狭窄或闭塞者可致眼底缺血，眼底检查可发现视网膜缺血性变性或萎缩等病变。荧光素血管检查可见视网膜静脉扩张、动静脉短路、新生血管及缺血管区。

（六）肾素活性测定

肾动脉型患者肾素-血管紧张素体系的升压作用已被公认，肾素活性测定也已被广泛应用。测定两侧肾静脉肾素活性比值（患侧肾素/对侧肾素）以及周围循环肾素的水平或对侧肾静脉肾素与周围血肾素的比值，不仅有助于证实血管病变对肾功能的影响程度借以明确手术指征，对术后预后有较明确的估价周围血肾素活性高，两侧肾静脉肾素活性差＞2倍，外科疗效良好；周围血肾素活性差＞2倍，外科疗效良好；周围血肾素活性正常或对侧肾静脉肾素与周围血肾素比值低于1.3，两侧肾静脉肾素活性差＞1.4倍，术后血压也都恢复正常或明显下降；两侧静脉肾素活性比值＜1.4，手术效果不佳。2肾静脉肾素活性比值对于鉴别肾血管性高血压与原发性高血压也有价值，在后者比值基本＜1.4或相等。静脉注射对肾素分泌有立即刺激作用的药物如呋塞米0.33～0.36mg/kg，在肾动脉狭窄可使原血液肾素活性差更为显著。有别于肾实质性病变的肾素活性增高。

（七）磁共振检查（MRI）

MRI和MRA是较先进的无创影像学检查方法，使机体组织显像发展到解剖学、组织生物化学和物理学特性变化相结合的高度，使许多早期病变的检测成为可能。多发性大动脉炎引起血管狭窄或阻塞，相应脏器缺血所致的代谢障碍，可通过MRI诊断。由于本病为动脉全层的非化脓性炎症及纤维化，MRI可观察到动脉壁异常增厚，受累的胸腹主动脉狭窄。MRA与常规血管造影相比，避免了动脉腔内操作，减轻了痛苦，是无损伤血管检测技术的一大发展，尤其是对于动脉内膜和管壁的早期病变参考价值较大。但1986年Miller在分析10例多发性大动脉炎用MRA和动脉造影进行诊断的前瞻性双盲对照研究时指出：MRA仅对主动脉、无名动脉和双侧髂总动脉或经细心选择的病例动脉显影清晰正确，MRA诊断多发性大动脉炎的敏感性仅为38%。因此目前此法尚不能完全取代动脉造影。

（八）动脉造影

动脉造影（DSA）仍是主要的检查手段。可以详细了解病变的部位、范围及程度，以及侧支循环形成情况。动脉造影可为手术或介入治疗提供最有价值的影像学资料。早期患者可见主动脉管壁有多发局限性不规则改变；晚期可见管腔狭窄或闭塞，少数呈动脉扩张，主动脉分支病变常见于开口处，呈节段性。胸降主动脉狭窄多始于中段，逐渐变细表现为特征性"鼠尾巴"形状，侧支循环丰富。锁骨下动脉近端闭塞可见锁骨下动脉窃血现象。在肠系膜动脉闭塞或肠系膜上、下动脉间的腹主动脉缩窄，可见肠系膜血管弯曲等特异性动脉造影像。由于大动脉炎有多发的特点，造影时应注意了解降主动脉、腹主动脉、肾动脉等大动脉有无病变，必要时可用局部注射造影剂或分段造影来验证。头臂型大动脉炎造影时，锁骨下、无名、颈动脉造影的延期像有特别重要的诊断意义。在延期片上，仔细寻找通过侧支血管再通的颈总动脉或颈内动脉的影像，是争取动脉重建的最可靠的证据。

五、诊断

美国风湿病学会制定的多发性大动脉炎诊断标准如下：
（1）发病年龄＜40岁。
（2）患肢间歇性运动乏力。
（3）一侧或双侧肱动脉搏动减弱。
（4）双上肢收缩压差＞10mmHg。

（5）锁骨下动脉或主动脉杂音。

（6）主动脉及一级分支或上下肢近端的大动脉狭窄或闭塞，病变常为局灶或节段性，且不是由动脉粥样硬化、纤维肌性发育不良或其他原因引起。

符合上述6项中的3项可诊断为多发性大动脉炎。

六、治疗

（一）非手术治疗

活动期或早期患者，原则上不应该手术治疗，应该应用激素类药物治疗直至病情稳定。特别是血沉增快的患者，应尽量使用药物使其达到正常后方可考虑进一步的手术治疗。

1.激素类药物

可抑制炎症、改善症状，使病情趋于稳定。目前主张长期口服小剂量激素，不良反应小，症状控制理想。当血沉正常后，激素可逐渐减量，直至完全停用激素，病情经治疗后不见缓解或伴有恶性高血压者不得长期使用。在使用皮质激素基础上，加用丙种球蛋白对缓解症状有时有显著作用。文献报道显示，术前和术后的激素治疗有利于改善预后。

2.免疫抑制药

免疫抑制药如硫唑嘌呤、环磷酰胺等可与激素合用。但应注意药物反应。甲氨蝶呤对小孩也能较有效地控制病情。

3.血管扩张药物

在控制炎症发展基础上，还可辅以血管扩张药物如妥拉唑啉，每次25mg每日3次，甲硫咪唑，每次100ml每日3次，以改善缺血症状。此外己酮可可碱可提高红细胞的可变性，从而增加组织灌流功效，常用剂量为400mg，分3~4次，其临床疗效有待进一步观察。

4.祛聚类药物

如低分子右旋糖酐、复方丹参和川芎嗪注射液有祛聚作用，肠溶阿司匹林、双嘧达莫等药物能有效抑制血小板聚集，可作为辅助药物，有助于改善症状。

5.降压药

患者常有肾素-血管紧张素活性增高，特别是肾动脉型患者，因此血管紧张素转化酶抑制药卡托普利和受体拮抗药类药物降压效果较为理想。

（二）介入治疗

近年来，随着介入技术及材料的不断进步，介入治疗已被广泛地应用于多发性大动脉炎的治疗，包括经皮腔内血管成形术（PTA）及支架置入术。自1978年Gnmtzig首次报道用PTA扩张肾动脉获得成功后，给本病的治疗开辟了新途径。其治疗机制是病变动脉经带囊导管扩张后，动脉内膜断裂与血管深层分离，弹性纤维拉长、平滑肌细胞核呈螺旋形畸形，进一步导致内膜及中层破裂使动脉扩张。此后新内膜及瘢痕形成使动脉愈合，产生类似动脉内膜剥脱术的效果。PTA具有微创、简单、住院时间短、易行及可重复应用等优点，不成功也不妨碍手术治疗。一般采用经皮穿刺途径，但对于双侧股动脉搏动减弱者，如果穿刺困难，可切开暴露股动脉，在直视下穿刺插管，既安全又简便。支架置入常运用于扩张失败或反复狭窄患者。当然PTA作为一种有创治疗也存在一定并发症，如穿刺部位血肿、假性动脉瘤、远端继发血栓形成、血管破裂等，术中应予重视。介入治疗近年来得到了广泛的应用，其远期疗效与手术相比目前虽无大宗病例的比较，但越来越受到学者的重视，并被不少学者作为多发性大动脉炎治疗的首选。

（三）手术治疗

由于本病病变广泛，后期病变血管全层破坏、僵硬，与周围广泛粘连，切除病变血管直接做血管移植术渗血多，游离困难，组织不牢靠，血管缝合不可靠，术后容易形成吻合口瘘，假性动脉瘤，疗效欠佳，目前已较少应用。采用血管重建、旁路移植术无须广泛分离粘连，手术操作较简单，可保留已建立的侧支循环，疗效尚满意，是首选方法。其原则是重建动脉，改善远端血液供应。因手术为解剖外途径转流，手术方案的确定主要根据病变部位、范围，受累长度以及患者一般情况来设计。有以下术式可供选择。

1.升主动脉-无名动脉（或颈动脉）-锁骨下动脉旁路术

当主动脉弓的分支发生多发性病变，特别是无名动脉或颈总动脉、锁骨下动脉所累时，为改善脑或上肢的血供，可应用此术式。此手术需全身麻醉开胸，手术创伤较大。

2.锁骨下动脉-锁骨下动脉-颈动脉旁路术

主要适用于左锁骨下动脉和左颈总动脉起始处狭窄和闭塞、无名动脉通畅者，以及无名动脉分叉处狭窄、闭塞使右锁骨下动脉和右颈总动脉血流发生严重障碍、左锁骨下动脉通畅者。

3.锁骨下动脉-颈总动脉旁路术

适用于颈总动脉或锁骨下动脉起始部狭窄或闭塞者。对伴对"锁骨下动脉窃血现象"而同侧颈动脉或无名动脉通畅者，为使术中脑血流能充分氧合，一般采用低温气管插管全身麻醉，降低脑细胞代谢率，增长脑血流阻断时脑细胞耐受缺血、缺氧的安全时限。

4.锁骨下动脉-颈总动脉-颈总动脉旁路术

适用于无名动脉和左颈总动脉起始处狭窄闭塞，而左锁骨下动脉通畅者。

5.颈总动脉-颈总动脉旁路术

适用于无名动脉或左颈总动脉狭窄闭塞者。

6.腋动脉-腋动脉旁路术

适用于锁骨下动脉狭窄闭塞，患者高龄、高危，不适合更复杂的术式，可有效改善患侧上肢缺血及椎动脉窃血。

7.胸降主动脉-腹主动脉旁路术

适用于胸腹主动脉狭窄或闭塞，有明显上肢高血压及下肢缺血患者。

8.升主动脉-腹主动脉旁路术

适用于胸腹主动脉长段狭窄闭塞，无法行胸-腹主动脉旁路术的患者。

9.腋动脉-双侧股动脉旁路术

对全身情况较差而又有胸腹主动脉狭窄闭塞导致下肢缺血者，为改善下肢动脉供血，可应用此术式。

10.腹主-肾动脉旁路术或自体肾移植术

肾动脉型可导致严重高血压，应积极恢复肾脏血供，腹主-肾动脉应为首选。对肾动脉条件不佳，行动脉旁路术有困难时，可考虑行自体肾移植术。

参考文献

[1]赵玉沛.普通外科学[M].北京：中国协和医科大学出版社,2017.

[2]张滨.现代普通外科新诊疗[M].石家庄：河北科学技术出版社,2013.

[3]王杉.外科与普通外科[M].北京：中国医药科技出版社,2014.

[4]戴显伟.肝胆胰肿瘤外科[M].北京：人民卫生出版社,2013.

[5]曲建梅.内分泌和代谢系统疾病防与治[M].北京：中国中医药出版社,2017.

[6]房林，陈磊，黄毅祥.甲状腺疾病外科学[M].北京：军事医学科学出版社,2015.

[7]金建光，张有福，韩亚升，董跃华，杨宏强.现代微创技术与临床[M].北京：科学技术文献出版社,2013.

[8]姜淮芜.胃癌外科新技术[M].成都：四川科学技术出版社,2013.

[9]张洪义.肝胆外科腹腔镜手术并发症预防与处理策略[M].北京：人民卫生出版社,2015.

[10]杨春明.实用普通外科手术学[M].北京：人民卫生出版社,2014.

[11]杨玻，宋飞.实用外科诊疗新进展[M].北京：金盾出版社,2015.

[12]张青.普外科常见急危重症诊疗[M].西安：西安交通大学出版社,2014.

[13]秦新裕，姚礼庆，陆维祺.现代胃肠道肿瘤诊疗学[M].上海：复旦大学出版社,2011.

[14]朱天健.实用临床外科诊疗学[M].西安：西安交通大学出版社,2015.

[15]彭芸花.临床内分泌疾病诊疗新进展[M].西安：西安交通大学出版社,2014.

[16]杨传梅等.内分泌科疾病诊疗新进展[M].西安：西安交通大学出版社,2015.

[17]王新刚.现代临床普通外科手术学[M].西安：西安交通大学出版社,2014.

[18]刘新文.临床普通外科诊疗指南[M].西安：西安交通大学出版社,2015.

[19]赵刚.现代乳腺肿瘤学[M].武汉：武汉大学出版社,2017.

[20]赵华，皮执民.胃肠外科学[M].北京：军事医学科学出版社,2011.